改訂版
【すぐわかるセミナー形式】

認知症

正しい知識と最新治療・効果的なケア

JN139468

日本老年精神医学会 専門医
日本認知症学会 専門医
髙野喜久雄
takano kikuo

医学博士 社会福祉士
黒田真喜
kuroda maki

言視舎

はじめに

　この本は、認知症の患者さんをケアする人（主に家族の方）、あるいはキュアする人（主に治療に当たる人）をおもな対象として、そうした方々の日々の疑問や悩みの解消のために書かれています。近年、認知症の患者さんは増加の一途をたどっていますが、この病気は多様で、原因や治療法など、わからないことが多々あるのが実状です。

　しかし、早期発見と早期の対応が、病気の進行を遅らせることは事実です。また認知症を予防することも大事です。そのためには、認知症の患者さんと関係するすべての人が、認知症についての正確な知識をもつことが、重要になってきます。

　基礎的な知恵と知識が確実に身についていると、キュアする人が日常の疑問にすぐ応えられますし、患者さんのご家族などケアする人が、病院での「説明」がよく理解できるようになります。受診のときに注意すべき点もわかります。

　本書の構成を簡単にご説明しておきましょう。

　認知症は高齢の方に現われることの多い病気ですから、「物忘れ」などがひどくなった高齢者がいらした場合、それが加齢によるものなのか、認知症の症状なのかを判断することは大切です。また症状が似ている「うつ病」や「せん妄」との違いを理解しておくことも必要です。どう考えればいいかは本文をご覧いただきますが、このような基礎的な考え方、観察のヒントを具体的に挙げているのが第1章「認知症を正しく理解しましょう」です。ただし、素人判断はもちろん不可であることはいうまでもありません。必ず医師をはじめとした医療サイドに確認してください。

第2章は「おもな認知症の特徴と診断」です。一口に「認知症」といっても、実はさまざまな種類の病気が含まれています。この判断を誤ると、治療に悪影響を及ぼしてしまうこともあるので、細心の注意が必要です。ここでは、注意するポイントを学んでいただきます。代表的な認知症である、1）血管性認知症、2）アルツハイマー病、3）レビー小体型認知症、4）前頭側頭型認知症、5）若年性認知症の5つについて、特徴的な症状、診断のポイント、治療法などをわかりやすく解説しています。

　第3章は「認知症の効果的なケア」です。患者さんのご家族などが行なうケアでは何が大切なのか、代表的な認知症のそれぞれについて理解していただきたいと思います。

　最後の第4章は「認知症治療の最前線」と題し、認知症の治療薬と非薬物治療について解説してあります。認知症の治療には、どちらも欠かすことのできない治療であることを理解してください。

　各項目の欄外にある確認テストで、知識が確かなものにすることができます。

　この本は臨床の現場の知恵でできています。必ずや日々の治療やケアに役立つものと確信しています。

2版改訂にあたって

　初版を刊行したとき、うすくてコンパクトであり、無駄がなくエキス中心、また現場の目で書かれている、と好評でした。

　今回、ここ最近の話題を取り入れ、特にケアについての認知症の方がたの発信をとらえるための部分も追加いたしました。

　ケア8割、キュア2割です。医療面も大事にしながら毎日のケアを考えていきましょう。

2016年10月　著者

目次

第1章　認知症を正しく理解しましょう

①認知症はどういう病気ですか？　6
②認知症にはさまざまな種類があります　8
③認知症の症状を理解しましょう（物忘れについて）　10
④認知症の周辺症状がBPSDです　12
⑤老化による物忘れと認知症はここが違います　14
⑥認知症をどうやって判定しますか？　16
⑦うつ病と認知症はここが違います　18
⑧せん妄と認知症はここが違います　20
⑨根本的な治療ができる認知症はありますか？　22
⑩認知症は、治療は難しくても予防策はあります　24
COLUMN ①　現場からのひとこと①　26

第2章　おもな認知症の特徴と診断

①血管性認知症とはどのような認知症ですか？　28
②血管性認知症の症状と診断のポイント　30
③血管性認知症の予防法は？　32
④アルツハイマー病とはどのような認知症ですか？　34
⑤アルツハイマー病の症状と診断のポイント1　36
⑥アルツハイマー病の症状と診断のポイント2　38
⑦アルツハイマー病の薬物治療　40
⑧アルツハイマー病の非薬物療法　42
⑨レビー小体型認知症とはどのような認知症ですか？　44
⑩レビー小体型認知症に特徴的な幻視と診断　46
⑪レビー小体型認知症のパーキンソン症状など　48
⑫レビー小体型認知症とアルツハイマー病はここが違います　50

⑬レビー小体型認知症の治療の基礎知識　52
⑭前頭側頭型認知症とはどのような認知症ですか？　54
⑮前頭側頭型認知症の症状と診断のポイント　56
⑯前頭側頭型認知症の薬物治療　58
⑰前頭側頭型認知症の非薬物療法　60
⑱若年性認知症とはどのような認知症ですか？　62

第3章　認知症の効果的なケア

①認知症一般のケアの基本　64
②血管性認知症のケアの基本　66
③アルツハイマー病のケアの基本　68
④レビー小体型認知症のケアの基本　70
⑤前頭側頭型認知症のケアの基本　72
⑥若年性認知症のケアの基本　74
⑦認知症の告知と日常生活の対応　76
COLUMN ②　現場からのひとこと②　78

第4章　認知症治療の最前線

①認知症の治療薬にはどんなものがありますか？　80
②認知症の治療薬・続き　82
③認知症によい食物やサプリメントはありますか？　84
④芸術療法　86
⑤音楽療法　88
⑥回想法　90
⑦認知症介護の基本　92
COLUMN ③　ケアについて　94

第1章　認知症を正しく理解しましょう

①認知症はどういう病気ですか？

ポイント
- 認知症は状態、いろいろな病気が入っている
- 認知症は、知的能力が正常なレベル以下に低下している状態で社会生活の障害を伴う

　はじめにしっかり理解していただきたいのは、認知症は病気であり、加齢による物忘れとは違うということです。物忘れがあるからといって認知症になるわけではありません。

　認知症とは、正常なレベルまで発達した脳が何らかの障害を受け、知的能力が正常レベル以下に低下している「状態」をいいます。特に「社会生活の障害」が重要です。かつては「痴呆症」と呼ばれていましたが、2004年に「認知症」と言い換えられました。

　認知症というとひとつの病気のように思われますが、いろいろな種類の病気があります。その約半数はアルツハイマー病で、脳血管障害によるものが約4分の1です。アルツハイマー病と脳血管障害の混合型もあります。アルツハイマー病が認知症の代表と考えてよいでしょう。残りがレビー小体型認知症や前頭側頭型認知症（ピック病）などです。なお、上記で「状態」とあるのは、いろいろな病気が関係していることを意味します。従って1つの病気をいうのではなくいくつかの病気が含まれるということです。

以下、加齢による物忘れと、認知症の症状の違いをまとめます。

▼加齢による物忘れ

加齢による物忘れの特徴は、行為や出来事の一部を忘れる（昼食を食べたことは覚えているが、昼食に何を食べたのかを思い出せない）、思い出すのに時間がかかる、物忘れが起きていることを自覚している、忘れたことがわかる、時間や場所がわかる、日常生活ができ、ヒントを出せば思い出すことができます。

▼認知症による物忘れ

認知症による物忘れの特徴は、行為や出来事そのものを忘れる（昼食を食べたことそのものを忘れる）、新しいことが覚えられない（昔のことは覚えている）、自分が忘れていることに気づかない、忘れたことをごまかす、時間や場所がわからない、日常生活に支障をきたす、物忘れの悪化していくスピードが速い、といわれています。最近の報告で、社会生活にさほど障害のない物忘れでも、時間が経つと認知症といえる状態になることもあります。

▼認知症の症状
認知症の症状は、大きく以下の4つに分けられます。すべてが出現するわけではなく、個人によって異なります。

①**知的能力の低下**　健忘：物忘れがひどくなる。　見当識障害：日時、季節、場所、人が誰かわからなくなる。私はだれ、ここはどこ、ということ。　思考障害：考え理解する力が低下する。ものの手順がわからなくなる。

②**心と行動の障害**　心：興奮、不眠、幻覚、妄想、抑うつなど。行動：徘徊、暴力、異食（食べられない物を口に入れる）など。

③**日常生活能力の低下**　食事、入浴、トイレ、着替えなど（これらは要注意です）の日常生活の行動ができなくなる。社会生活ができなくなる。④**身体の障害**　歩行障害、体の震え、嚥下障害（食べ物が飲み込みにくくなる）など。

第1章 認知症を正しく理解しましょう

②認知症にはさまざまな種類があります

ポイント
▶①アルツハイマー病、②血管性認知症、③レビー小体型認知症
▶ほかに前頭側頭型認知症（ピック病）などがある

　ひと口に認知症と呼ばれていますが、認知症にはさまざまな病気が含まれています。

　このうち血管性認知症はその原因がはっきりしているので治療や予防が可能ですが、アルツハイマー病やレビー小体型認知症、ピック病については、まだ根本的な治療法はわかっていません。一時的な改善または進行を遅らせる対症治療が行なわれています。

▼重要な認知症

・アルツハイマー病：脳が萎縮し、脳細胞に有害なたんぱく質アミロイドβが沈着して、脳の神経伝達のネットワークが崩れることで認知症を発症します。

・血管性認知症：脳の血管の損傷によって起こる認知症です。

・レビー小体型認知症：脳の神経細胞の中に小さな円形のたんぱく質の集まり（レビー小体）が現われて、脳の機能を障害して発症します。パーキンソン病に似た症状がみられます。また幻視があることも特徴です。

そのほか、よくみられるその他の病気には次のようなものがあります。認知症をおこす病気といってよいでしょう。

・**前頭側頭型認知症**：代表的な症状はピック病として知られている病気で、前頭葉や側頭葉前方に萎縮が生じ、行動障害を起こすことが多く、記憶障害はあまり目立ちません。

・**慢性硬膜下血腫**：頭蓋骨の内側の硬膜の下に出血が起こって血液の塊（血腫）ができて起こる認知症です。頭を打った数週間目に起こることが多い病気です。血腫をとりのぞくと劇的によくなります。

・**正常圧水頭症**：頭の中の髄液が、何らかの原因で脳室にたまることで発症します。

・**ビンスワンガー病**：高血圧や脳の動脈硬化などにより脳の広い範囲で血流に障害が起こることで発症します。

・**クロイツフェルト・ヤコブ病**：有力な原因説は、異常プリオン蛋白質が中枢神経へ沈着して発症するというものです。症状がアルツハイマー病に似ていることから、アルツハイマーと診断されることも多くみられます。牛肉に関係があると、マスコミをにぎわしたことがあります。

・**アルコール多飲による認知症**：アルコールの多飲によってビタミン欠乏が合併し、脳内で急速に神経細胞障害が生じて発症します。

・**頭部外傷後遺症による認知症**：交通事故や転倒などで頭に刺激を受け、その後遺症として発症する認知症です。

・**甲状腺機能障害による認知症**：甲状腺ホルモンの不足により注意力が低下します。ただし、高齢になると甲状腺ホルモンは一般に低下します。

・その他「薬剤」によるものなどの原因で起こることがあります。

ポイント確認テスト1―①
認知症の物忘れと、加齢による「　①　」とはまったく違う。

第1章 認知症を正しく理解しましょう

③認知症の症状を理解しましょう（物忘れについて）

ポイント
▶認知症の症状として物忘れが多い
▶記憶には短期記憶と長期記憶がある

　認知症の症状というと、一般的に物忘れがよく知られています。記憶についてはいろいろ研究がなされていますが、まだまだ未知の領域でもあります。しかし、簡単にまとめると、「記銘（新しく物事を覚える）」、「保持」、「想起（覚えたことを思い出すこと）」、そして覚えたことを確認する「再認」となっています。

　新しい記憶は、脳の奥にある海馬（タツノオトシゴのような形をしている）に一時的にストックされます。

▼近時（短期）記憶障害

　アルツハイマー病では、この海馬の機能が落ちてきて、新しいことが記憶されにくくなります。ちょっと前のこと、数日前のことを忘れてしまい、日常生活に支障をきたします。このことを近時記憶障害といいます。短期記憶障害といわれる場合もあります。

　最近のことを忘れてしまう一方、昔のこと、小学校時代や若い頃の仕事のことはよく覚えています。昔の記憶は脳にしっかり固定されているのです。

1—①答え　①物忘れ

古い記憶のほうは長期記憶といい、アルツハイマー病では近時記憶障害の病状が進み、さらに進むと長期記憶障害が起こります。古い記憶は寝ているあいだに海馬から脳の他の部へ移動します。

なお記憶は、海馬の電気的な変化のメカニズムといわれています。

▼見当識障害

認知症の場合、物忘れが表面に出てきますが、見当識の障害も出てきます。見当識というのは「私はだれ、ここはどこ」と言える能力です。

この障害ではまず時間に対して見当がつかなくなり、日時や季節を間違えてしまいます。病気でなくても月日が若干違うこと、引退して会社勤めをしていないので曜日を間違えることはあります。しかし、春を夏と言ったりするのは要注意です。

エアコンや明かりが四六時中設定されていると、朝も夕も、暑さ寒さ、季節もわからなくなりますので注意が必要です。

また、場所についても、自分の家を他人の家と思ってしまうことがあります。改築したりした場合、古いものを少し残しておかないと、他人の家にいる感じが残ってしまい、大切なものがなくなったとか、家へ帰りたいと言いだし、家族を困らせることがあります。

認知症では自分がだれかわからなくなることがあります。

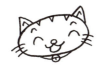

ポイント確認テスト1—②
認知症には、「 ① 」、「 ② 」、「 ③ 」、ピック病などがある。

第1章　認知症を正しく理解しましよう

④認知症の周辺症状が BPSD です

ポイント
▶認知症の周辺症状は、BPSD（認知症に伴う行動障害と心理症状）とよばれる
▶ BPSD は中核症状よりも周囲の人間に負担となることもある

　記憶や計算などの障害である中核症状は、認知症の患者さんに見られます。中核症状と異なりまわりに認められる周辺症状は患者さんの性格や健康状態、生活環境などに影響を受けて現われる症状で、個人差があります。

　周辺症状は現在、「BPSD（Behavioral and Psychological Symptoms of Dementia）：認知症に伴う行動障害と心理症状」と呼ばれています。「周辺」だからといって、周辺症状が中核症状より軽度の症状であるわけではありません。
　具体的には、徘徊・攻撃・暴言・暴力・拒絶や興奮・幻覚・妄想・抑うつ・不眠などの症状です。中核症状は認知機能の障害ですが、これと比べて BPSD は、周囲の人間、介護者にとってより大きな負担となることもあるのです。
　BPSD は、対応の仕方によっては認知症の症状がさらに進行してしまうことがある一方、適切に対応することで症状が改善され

1—②答え　①アルツハイマー病　②血管性認知症　③レビー小体型認知症

るケースもあり、その対応がとくに注目されています。

　BPSDが進行すると家族による介護だけでは対応が難しくなり、入院や施設に入所することがおこります。適切に対応することが重要になります。

▼ BPSDという言葉が使われる理由

　周辺症状は、これまで「問題行動」と呼ばれてきました。しかしこの言い方には患者本人の視点が欠けていることから、「行動障害」という言葉が使われるようになりました。けれども、「行動障害」といっても運動機能が障害を受けているのではなく、認知機能の障害によって統一的な行動ができなくなっているわけです。そこで、こうした行動障害の症状に周辺症状特有の幻覚、妄想などの心理症状を加えて、「BPSD」という言葉が使われているのです。しかしある病気では、この周辺症状そのものが初めからおこってくる病態もあるという考えもあります。

▼ BPSDの原因

　BPSDは、症状が現れる人と現れない人がいることから、次のようなことが原因として影響していると考えられています。
・中核症状の影響による、不安感やストレスなど。
・入院や施設入所などで環境が変わり、気持ちが対応できなくなったこと。
・環境が変わり、食事や入浴などの行動に順応できないこと。
・介護者や施設で適切なケアが行なわれていないこと。
・患者の行動が拒否されたり、叱られるなどプライドが傷つけられることがあったことなど。
　その人に合った適切なケアや環境が大切です。

ポイント確認テスト1―③
記憶には「①」記憶と「②」記憶がある。

第1章　認知症を正しく理解しましよう

⑤老化による物忘れと認知症はここが違います

ポイント
▶行動したことを覚えている物忘れは老化（加齢）による物忘れ
▶行動したこと自体を覚えていない物忘れは認知症による物忘れ

　年をとって、物忘れが激しくなることはよくあります。認知症には「物忘れの病気」というイメージがあるため、老化による物忘れがみられると、認知症ではないのかと心配する人が多いのも事実です。けれども、老化による物忘れは心配することはありません。年をとると脳も老化してきますから、物忘れが起こるのは当たり前なのです。実際、自分から認知症ではないかと疑って診察に来る患者さんは少なく、認知症の患者さんは自分では認知症と気づかず、家族に連れられて病院に来ることが多いのです。

▼老化の物忘れと認知症の物忘れの違い

　認知症と老化による物忘れは、明らかに違いがあります。

・**行動面**：よく例としてあげられるのが、食事をしたことは覚えているが、何を食べたのかを忘れているというもの。これは老化によるもので、時間をかけたり、誰かが教えれば思い出すことができます。認知症の場合は食事をしたことじたいを忘れています。食事をしたことや、何を食べたかを教えても思い出せ

1―③答え　①短期、②長期

ません。したがって何度も食事を要求することがあります。

　加齢による物忘れは、内容は忘れても行動したことは覚えていますが、認知症は行動（経験）そのものを忘れてしまいます。一応以上のように分けられますが、グレーゾーンもあります。軽度認知障害とされ経過をみる必要があることもあります。

・**人物について**：知っている人だが名前が思い出せない、これは老化による物忘れです。あとで思い出したり、教えれば思い出すものです。また、加齢による物忘れで家族を忘れることはありません。しかし、認知症では、教えても人の名前を思い出すことができません。さらに、家族でさえも娘を妻と間違えるなど、誰だかわからなくなったり、人間を間違えることもしばしば起こってきます。

・**品物**：使い方などは知っているけれど名前が出てこない、これは老化によるものです。後で思い出します。認知症の場合は名前が思い出せないだけでなく、使い方もわからなくなります。

▼認知症は進行する

　老化による物忘れはあまり進行しませんが、認知症の物忘れは次第に悪化し、自分が誰だか、どこにいるのかわからなくなります。認知症の進み方は次のような段階を経ます。

・**第1段階（軽度）**　もの忘れが激しくなりイライラします。ものごとに無関心になったりうつ状態に陥り、時間がわからなくなります。

・**第2段階（中度）**　場所や人がわからなくなる見当識障害が出てきます。道に迷ったり、日常生活に介助が必要になります。

・**第3段階（重度）**　食事や排せつをどうしていいのかわからなくなり、体力も弱ってきます。また入浴もできなくなり、着物を自分で着ることもできなくなります。

ポイント確認テスト1—④
BPSDとは認知症の周辺症状で、認知症に伴う「①」と「②」のことをいう。

第1章　認知症を正しく理解しましょう

⑥認知症をどうやって判定しますか？

ポイント
▶ MMSE知能テストだけで認知症と判断してはいけない

単なる物忘れや記憶力の低下という正常な老化と病気である認知症との境界にはっきりとした線を引くことは難しいといえます。

一般的には、周囲の人がおかしいと病院に連れてきて、専門医の判断で認知症のレベルが判断されますが、大まかにいうと自分ひとりで日常生活が送れない程度からが認知症といえます。認知症は段階的に進行し、やがて寝たきりになってしまうこともあります。総合的に判定しますが、その一歩として心理テスト（MMSEテストなど）を行ないます。テストはその時の体調により点数が異なることもあるので、必ず総合的に判断する必要があります。テストでは認知能力の一部がわかると考え、認知症判断の参考にしてください。

検査は場所、計算、記憶について質問します。短時間で終わります。

1—④答え　①行動障害　②心理症状

▼ MMSE知能テスト

認知症の判断には、30年ほど前にアメリカの医師フォルスタイン夫妻が開発したMMSE（Mini-Mental State Examination）という知能検査があり、世界的な基準となっています。

検査の所要時間は10分程度で、11の設問があり、各質問の答えの点数は30点満点になっています。23点以下が認知症と判断されます。

しかし、テストの点数はあくまで目安であり、これだけで認知症と診断してはいけません。その他の症状や画像判断を含め、総合的に判断します。

▼長谷川式テスト

日本では改訂長谷川式簡易知能評価スケール（HDS-R）が用いられることもあります。これらのテストを自宅でトレーニングしないことです。テストの内容はＭＭＳＥに似ています。

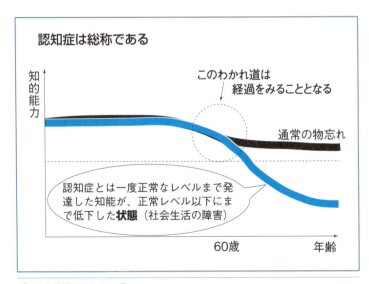

ポイント確認テスト1—⑤
行動や経験を覚えている物忘れは「　①　」による物忘れ、行動や経験じたいを覚えていない物忘れは「　②　」による物忘れといえる。

第1章　認知症を正しく理解しましよう

⑦うつ病と認知症はここが違います

ポイント
- ▶うつ病：午前中に症状／認知症：午後から夜にかけて症状
- ▶うつ病：自分の病状を自覚／認知症：無自覚
- ▶うつ病：日常生活に支障をきたさない／認知症：日常生活に支障
- ▶うつ病：脳に異常なし／認知症：脳に異常があることがある

　うつ病と認知症は、症状に共通する特徴があり、うつ病か認知症かを判断することが難しいことがあります。うつ病と認知症の特徴をみていきましょう。

▼うつ病と認知症に共通する特徴
・気分が落ち込み、周囲への関心や意欲を失います。
・判断力や記憶力が低下します。妄想が起きることもあります。
・食欲がなくなったり、逆に過食になることがあります。
・不眠の症状が現われることがあります。

▼うつ病の場合
・午前中に強く症状が出ることがあり、夕方にかけて軽減します。このようなことを、「日内変動」があるといいます。
・自分の病状を自覚しています。自覚から来る不安や、人生のむなしさなど感情的な鬱屈を感じます。また訴えが多くなります。
・好きだったことが楽しめない。
・人間関係や仕事などのストレスが原因となることが多く、自殺

1—⑤答え　①老化（加齢）　②認知症

を考えたりすることがあります。
・若いころにうつ、躁状態の既往がある人が多いといえます。
・MRIなどでも脳には異常はみとめられません。
・薬物による治療法が用いられ、脳内に不足している神経伝達物質であるドーパミン、ノルアドレナリン、セロトニンなどの分泌を促す薬物治療が行なわれます。

▼認知症の場合
・なんとなく気力がなく、ボーっとしていることがある。
・どちらかというと午後から夜に症状が激しくなることが多くみられます。夜中の徘徊は、介護者を疲れさせる原因ともなります。
・自分の病状を自覚していません。
・不眠など身体の不調を訴えることも多くあります。
・認知症の患者さんは病気を認めたがらず、否定したりごまかしたりします。
・病状は年単位で徐々に進みます。
・自殺を考えたりしませんが、日常生活に支障をきたし、やがて介護が必要になります。
・MRIなどで脳に異常が認められることがあります。
・場合によっては、精神科での受診を必要とすることもあります。

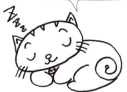

認知症では病状の自覚がありません。うつ病では不安やイライラ。

ポイント確認テスト1—⑥
MMSE知能テストの他に「　①　」が用いられることがある。

第1章　認知症を正しく理解しましょう

⑧せん妄と認知症はここが違います

ポイント
▶せん妄：突然発症、意識が混乱して幻覚や錯覚などの症状がみられる
▶認知症：徐々に発症

　認知症と類似していて、認知症と見分けるのが難しい症状のひとつに「せん妄」があります。せん妄とは、意識が混乱して幻覚や錯覚があり、注意力が低下するなどの症状をいいます。急に発症しますが、長く続く場合もあり、現われ方はいろいろです。

　せん妄の原因はさまざまで、環境の変化、肺炎をおこして身体の電解質のアンバランスによるもの、薬剤によるものなどです。

　せん妄と認知症による症状の見分けは簡単ではありません。認知症の人がせん妄を合併することもあります。認知症は治療法が確立されていないものが多いのに対し、せん妄は完治する、一時的なものと考え対応します。

▼臨床の現場では

　せん妄の原因にはこの認知症を含め、アルコール中毒、薬物中毒、髄膜炎や脳炎などの感染症、肺炎などがあり、インフルエンザで起こることもあります。これらの原因がわかれば治療できます。

1―⑥答え　①改訂長谷川式簡易知能評価スケール

せん妄と認知症の区別は難しいため、医師は詳細な調査を行ないます。家族や友人などから、症状の始まり、進行状態、健康状態、ふだんの生活、使用していた薬やアルコールの量なども聞きます。

せん妄と認知症の比較

特徴	せん妄	認知症
発症	突然	徐々に起こる
夜間の変動	ほぼ必ず悪化する	悪化することが多い
周囲に対する見当識	多様	障害される
言語能力	ゆっくりと、つじつまが合わない不適当な話をする	適切な言葉がなかなか思いつかない
記憶	ごちゃごちゃになり混乱する	失われる。特に最近の出来事が顕著
原因	急性疾患または薬、高齢者では感染、脱水、手術後など	アルツハイマー病、血管性認知症、レビー小体型認知症

上記の表は、実際は分けにくい場合があり、経過や、治療の反応をみたりしていきます。

せん妄は認知症のひとにもおこりますが、高齢者にも認められると理解してください。

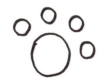

ポイント確認テスト1―⑦
うつ病の特徴は、症状が「　①　」に強く出やすい、自分の病状を「　②　」しているなど。

⑨根本的な治療ができる認知症はありますか?

ポイント
▶ 根本的な治療が可能な認知症:薬物性認知症、正常圧水頭症、慢性硬膜下血腫、甲状腺機能低下症など

認知症は治らない病気とされ、しばしば対症療法しかないと思われています。しかし、実際には根本的な治療が可能な認知症（treatable dementia）と呼ばれる病気もあります。たとえば、薬物性認知症、正常圧水頭症、慢性硬膜下血腫、脳腫瘍、甲状腺機能低下症、ビタミンB群欠乏症などです。

これらの認知症は、早期に発見して適切な治療が行なわれれば治る可能性の高い疾患です。しかし、適切な時期を逃すと治療が難しくなってしまいます。そのため、初期段階での注意深い診断が重要です。

最もよくみられるものは薬物性認知症です。これは睡眠薬や抗精神病薬によるものです。いずれも異常の早期発見と原因が判明すれば治療できます。認知症が疑われたらすぐに専門医にかかることが大切です。

▼ 根本的な治療が可能な主な認知症
・**薬物性認知症**:投与された薬によって認知症が引き起こされる

1—⑦答え　①午前中　②自覚

ものです。複数の病院や診療科にかかっている場合に気をつける必要があります。投与した医師の判断が大切です。各科にまたがって受診している場合は、薬の量、相互作用に注意しなければなりません。お薬手帳が役立ちます。

- **正常圧水頭症**：脳脊髄液の循環不全が起こって発症します。症状が似ていることから、アルツハイマー病やパーキンソン病などと誤診されることもあります。基本的な治療は髄液を排出することで、これにより治療できます。歩行障害や尿失禁が前面に出ることがあります。テレビでなおる認知症と取り上げられた病気です。

- **慢性硬膜下血腫**：転倒などで頭を打ち、1〜3カ月経った後に発症します。頭蓋骨の内側にある硬膜と呼ばれる膜の下に出血が起こり、血液の塊（血腫）ができた状態を慢性硬膜下血腫といいます。軽い打撲でもおこります。早期発見が大切で、手術によって血腫を取り除くことで治療できます。

- **甲状腺機能低下症**：甲状腺ホルモンの不足により発症します。不活発・無気力になります。症状が老化現象と似ているので、加齢によるものと誤診されやすい病気です。一般的に高齢になると甲状腺ホルモンは低下する傾向があります。1回は測定しておくとよいでしょう。

- **ビタミンB群欠乏症**：イライラして仕事や勉強に集中できない、昼間に居眠りをする、疲れやすいなどの症状が現われます。ビタミンB群は、糖質、脂質、タンパク質などをエネルギーに変える酵素を助ける働きがあります。食事を通常のようにとっている場合はあまり多くはありませんが、かたよった食事をしているときは要注意です。また胃の手術をしたあと、ビタミンB_{12}が低下しているときがあります。

ポイント確認テスト1—⑧
せん妄は、意識が混乱して「　①　」や錯覚などが起こる症状。

第1章 認知症を正しく理解しましょう

⑩認知症は、治療は難しくても予防策はあります

ポイント
▶根本的な治療が難しい認知症：アルツハイマー病、レビー小体型認知症、前頭側頭型認知症など。

　アルツハイマー病や、レビー小体型認知症、前頭側頭型認知症などの認知症は治療が難しいとされています。また、外傷によるの認知症は交通事故や転倒などによるもので、予防することが難しいのですが、体力、歩行力強化で予防できます。適切な治療で症状が抑えられるケースもあります。アルツハイマー病などは急に発病するのではなく、しだいに脳への障害が進んでいくものです。これらの認知症は介護ケアで改善したり、進行を遅らせることができます。発病する前から日常生活の中でその方法を実行していれば、病気を予防することにもつながるはずです。薬だけに頼らないケアが重要です。

　以下の予防策は認知症の治療にも効果的です。

▼脳への刺激：園芸作業や、読み・書き・そろばん

　脳は使わないと働きが悪くなります。趣味など興味があることに気持ちを向けることは脳の活性化につながり、認知症の予防になります。その例として動物の世話があげられます。動物によっ

1—⑧答え　①幻覚

て癒されるということもありますが、世話をするという責任感がおこり、また散歩などで身体を動かすことも血液の循環をよくし、体調をよくします。散歩中の人との会話もコミュニケーションをとることで気持ちを明るくし、脳を活性化します。

園芸作業も効果的です。園芸作業は、種をまく日や水やり、せん定、収穫の時期など、全体を眺めた計画的な判断が必要です。認知症で見られるものごとの手順がわからないなどを予防することにつながります。太陽の下での作業は、同じ作業をする人とのコミュニケーションを豊かにし、抑うつ的な気分を解消してくれます。

「読み・書き・そろばん」も効果的です。「読み」については、音読をすると精神的にも身体的にもよいとして実行する人が増えています。発声は心身ともによい効果があり、判断力も向上します。新聞の記事を使うとよいでしょう。「書き」は新聞のコラムの書き写し、写経など、これも脳によい効果があるとされます。指を動かすので、脳への相乗効果があります。「そろばん」は指の運動に加えて頭で計算を行なうので、脳の活性化には効果的です。

▼楽しい生活を送る

認知症の発症には精神的なストレスも原因のひとつとされています。趣味を通じて仲間たちと楽しい時間をもったり、芸術に触れる機会をもつことも認知症の予防になります。また、脳梗塞などは仕事のストレスなども原因になるといわれています。無理をしない楽しい生活が認知症を遠ざけるといえそうです。

▼メタボリック・シンドローム予防

さらに食事も重要で、青魚や緑黄色野菜、果物、鶏肉、塩分や脂肪・カロリー控えめの食事は認知症の予防にもつながります。

▼社会との関係（老人会や趣味の会）

ポイント確認テスト１—⑨
治療可能な認知症には、「　①　」性認知症、「　②　」症、「　③　」血腫、甲状腺機能低下症、ビタミンＢ群欠乏症などがある。

第1章 認知症を正しく理解しましょう

COLUMN　現場からのひとこと①
「物忘れ外来」担当の看護師吉田愛さん

相談の際、気をつけてほしいこと、初診の際に伝えてほしいこと

　あらためて外来受診の際の心がまえを考えたいと思います。
　認知症の方や高齢者の方が待たされると、いらいらしたりします。早くすませることも重要です。その対策を含め外来担当の看護師からのコメントをお聞かせください。

　悩んで決めた病院受診、心配や不安……、何とかしてほしい、わかってほしいという気持ち……。伝えたいことがたくさんあると思います。
　しかし、すべてを話すことよりも、まず初めに伝えなければいけないポイントがあります。以下のことを最優先で伝えてください。

「いつから、どんな症状で」

　どれくらいの期間を経て現状に至ったのか、症状は進行しているのか、を伝えてください。これからどのような症状が予測されるのか、診断をするうえでも重要になります。これまでを振り返り、メモなどを持参することをお勧めします。そうすれば、診察時に慌てず、伝え忘れたなどの心配もありません。ぜひメモをお

持ちください。

「日常生活で困っていること」

実は一人で日常生活ができなくなっていて、介助しなければいけない状態になっていることがあります。この場合、家族の体力的、精神的負担も大きくなります。早めに対応しなくてはいけません。抱え込まず話してください。

「既往症」

治療中の病気も含む、これまでにかかった病気のことです。現在の内服薬も含め、必ず伝えてください。内服薬は現物を持参するとよいでしょう。

なかには「本人が一人で通院していたのでわからない」という家族もいらっしゃいます。しかし、診察、治療を有意義にするためには欠かせない情報です。本人にできるだけ聞いてみたり、かかりつけの病院で情報提供書を書いてもらうという方法もあります。

医師が診察時の様子だけで、患者さんのことを理解するのは難しいのです。家族からの情報があってこその治療になります。本人が心穏やかに機嫌よく過ごせることが、家族の負担の軽減にもつながります。

第2章　おもな認知症の特徴と診断

①血管性認知症とはどのような認知症ですか？

ポイント
- 脳梗塞や脳出血、クモ膜下出血など、脳の血管が損傷を受けることによって引き起こされる
- 血管が障害をうけた場所により、現われる症状が異なる

認知症にはいろいろな種類がありますが、ここからは、それぞれを詳しくみていくことにしましょう。

▼血管性認知症とは？

血管性認知症は、脳の血管が損傷を受けることによって引き起こされる認知症の総称です。脳の血管が詰まる脳梗塞や、脳の血管が破れる脳出血・クモ膜下出血などが起こると脳が正常に機能しなくなります。その影響で記憶障害や意識障害、身体の機能障害などが引き起こされ、認知機能が低下することで認知症になるのです。

症状は単一ではなく、複数の症状が複合的に現われます。脳卒中を繰り返すと、認知症の症状は徐々に重くなっていきます。

▼血管損傷の場所によって症状が違う

血管性認知症の初期段階では、アルツハイマー病と比較して記憶障害が軽いという特徴がみられます。幻覚もほとんど起こりません。

1—⑨答え　①薬物　②正常圧水頭　③慢性硬膜下

また、血管が破損した脳の場所によって現われる症状が異なります。手足のしびれやめまい、言語障害、記憶力の低下、判断力や理解力の低下、意欲の低下などの症状のほか、過去の記憶は薄れているが判断力はしっかりしていて物事もよく理解できるという認知機能がまだらに冒されます。よく「まだら痴呆症」と言われます。わかっているところとわかっていないところが生じます。

▼血管損傷の原因（危険因子）

脳の血管が損傷する原因としては、高血圧や糖尿病、肥満、コレステロール値の高い高脂血症、喫煙などあげられます。転倒などにより頭部を殴打したような場合にも起こります。転倒などの場合にはすぐに発症するとは限らないため、頭部に何らかの刺激を受けた経験がある場合は、すぐには異常がなくても注意が必要です。具体的には1～3カ月チェックします（特にCTなどの画像チェック）。

▼アルツハイマー病と血管性認知症

これまではアルツハイマー病より血管性認知症の患者さんの割合が多いと考えられてきましたが、最近の調査で血管性認知症よりもアルツハイマー病のほうが多いことが明らかになってきました。しかしまた、血管性のほうが多いという報告も出てきました。これは診断基準がいろいろ変わるとも思えます。

また、アルツハイマー病と血管性認知症がかさなる場合もあります。

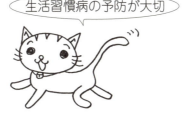

生活習慣病の予防が大切

ポイント確認テスト1 —⑩
「　①　」病や、レビー小体型認知症、「　②　」症などの認知症は治療が難しいとされている。

第2章　おもな認知症の特徴と診断

②血管性認知症の症状と診断のポイント

ポイント
▶心の症状：意欲の低下、ものごとへの無関心、記憶力の低下、感情失禁など
▶体の症状：歩行障害、構音障害、嚥下障害など

▼血管性認知症の症状

　血管性認知症では、何かをしようという意欲の低下、ものごとへの無関心、記憶力の低下、ちょっとしたことで泣き出してしまう感情失禁など、心の変化が多くみられます。さらに歩行障害や、食物がうまく飲み込めない嚥下障害など体の症状がよく起こります。

　症状が進むと、徘徊や幻覚、暴力を振るうなどの周辺症状も現われてきます。「本人の自覚」はかなりあり、自分を否定されることの怒りが家族に向けられる場合があります。

▼血管性認知症の診断

　脳梗塞や脳出血などの発作後に起こることが多いのですが、症状が参考になります。
・家事や仕事などを計画通りに順序立てて進めたり、ものごとを総合的にとらえることができない段取りの悪さ（遂行機能の障害）。

1—⑩答え　①アルツハイマー　②前頭側頭型認知

・何事にも無関心になり、意欲も低下したりする症状がある場合がある（無為・無関心）。
・言葉がうまく話せない。失語・構音障害があり、会話ができず、また物の名前がでないことがあります。
・運動機能には問題がないのにうまく歩けない（失行）。
・目や耳などの感覚器官は正常なのに、物や知人を判断できない（失認）。
・アルツハイマー病と比較すると、最近の出来事を思い出せないという記憶障害は軽い場合もあります。
・アルツハイマー病と比較すると、妄想や徘徊などは少ない。

これらの兆候が現われたら血管性認知症を疑い、専門医の診察を受けることが大切です。認知症を疑うような症状を起こしても症状が治まる状態になることもありますから、よく観察して、大事をとって診察を受けることです。

実際の診断は簡単ではありません。CTやMRIで脳梗塞があるからといって血管性認知症とすぐ診断はできず、専門医でも悩むところです。症状が階段状に悪化すると言われますが、かならずしもそうではない場合があります。

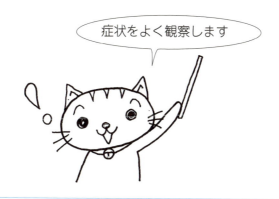

ポイント確認テスト2―①
血管性認知症とは、「　①　」や脳出血、「　②　」出血など脳の血管の損傷によって起こる認知症。

第2章　おもな認知症の特徴と診断

③血管性認知症の予防法は？

ポイント
▶脳血管障害の予防が重要
▶高血圧や糖尿病など生活習慣病の予防、喫煙、飲酒、運動不足の改善が有効

　血管性認知症の原因は脳血管の損傷とわかっていますから、その原因を作らないことが脳血管性認知症を予防することにつながります。

　血管性認知症の患者さんは、さらに血管障害を起こして症状が進んでいくことが多く、再発の予防が重要です。高血圧や糖尿病なども脳血管障害につながり発病の原因ともなりますから、生活習慣病の予防も有効です。

▼血管性認知症の予防法

　血管性認知症を予防するには、脳梗塞や脳出血などの血管障害を起こさないことが第一です。

　血管障害を起こす要因としては、脳出血では高血圧があげられ、脳梗塞では糖尿病、血液の流れが悪くなる脂質異状症（高脂血症）などがあげられます。これらの症状を引き起こす喫煙、過剰な飲酒、運動不足などの改善も大きな予防効果があります。このように生活習慣病の予防が血管性認知症の予防法といえます。

2―①答え　①脳梗塞　②クモ膜下

ストレスのない生活を送ることも大切で、食事療法も予防に効果的です。脳梗塞を防ぐには水分の補給をこまめに行ない、ホウレン草、ニンジン、カボチャ、ブロッコリーなどの緑黄色野菜やエイコサペンタエン酸やドコサヘキサエン酸を多く含むさばやいわしなどの青魚を食べるようにします。これらは血管障害の発生を防止するだけでなく、再発予防にも効果があるといわれています。

▼リハビリのあれこれと薬物治療

　血管性認知症では、周りの人が患者さんの毎日の生活の負担を軽くするケアや本人のリハビリテーションが大切です。初期は意欲の低下があるので働きかけが重要です。リハビリでは、音楽や絵を描くなどの芸術活動は脳を活性化します。患者さんに馴染みのある古いおもちゃで遊んだりすると、患者さんが使い方を覚えていることがありますから、介護者が使い方を教えてもらうなどしてコミュニケーションを深めることもできます。

　負担の軽い運動や昔のことを思い出させる回想療法なども効果的です。一人でリハビリをするより、多くの人と会話をしたり、作業をするほうが刺激となり効果的です。発病後でも食事療法は効果がありますから、食事にも注意します。

　ウォーキングは効果あります。歩くだけでなく「しりとり」をしながらすると効果バツグン。

第2章

ポイント確認テスト２―②
血管性認知症によるおもな体の症状は、「　①　」障害や「　②　」障害、「　③　」障害などで、心の面では、意欲の低下や無関心、記憶力の低下、「　④　」などが起こる。

④アルツハイマー病とはどのような認知症ですか？

ポイント
▶アルツハイマー病は脳の異常によって引き起こされる
▶認知症の患者数の半分以上はアルツハイマー病

　認知症というと「アルツハイマー病」という言葉がでるくらい、アルツハイマー病はよく知られるようになりました。映画やドラマなどで描かれる認知症の患者さんは、典型的なアルツハイマー病であることが多いようです。1906年にドイツの精神科医アロイス・アルツハイマーによってはじめて報告されました。

　アルツハイマー病は、脳そのものの異常によって引き起こされる認知症です。アルツハイマー病を発症した人の脳には、シミのような老人斑や神経細胞内の繊維状物質の増加（神経原線維の変化）が見られ、大脳皮質や記憶をつかさどる海馬などの萎縮がみられます。この老人斑はアミロイドベータ（$A\beta$）という一種のたんぱく質が沈着したもので、$A\beta$は脳細胞に対して毒性をもちます。従来、アルツハイマー病には治療法がないとされてきましたが、現在では少しずつ治療法が進んでいます。

▼アルツハイマー病の原因

　アルツハイマー病の原因ははっきりしていませんが、以下のよ

2—②答え　①歩行　②構音　③嚥下　④感情失禁

うなものが関係すると考えられています。危険因子としていろいろな因子が挙げられています。

・**加齢によるもの**

年齢が高くなるほどアルツハイマー病の発症率が上がっているため、加齢によって生じる脳の異常が考えられています。

・**遺伝によるもの**

多くのアルツハイマー病は遺伝性の病気ではありませんが、ある特定の遺伝子を持つと発症する場合があります。これは「家族性アルツハイマー病」と呼ばれます。アポリポ蛋白Ｅ４という遺伝子をもつ人はアルツハイマーになりやすいという報告もあります。

・**アルミニウムが原因とはいえません**

アルミニウムイオンがアルツハイマー病を引き起こすという説。完全に認められた説ではなく、可能性を持つ説とされています。以前この説により、アルミのなべやフライパンが捨てられました。今後の研究・検討を要することが多いのですが、今のところはあまり心配しなくてよいでしょう。

・**糖尿病が原因との説もでています**

以前血管性認知症の原因のひとつに糖尿病が考えられましたが、アルツハイマー病の発症に糖尿病が関係しているのではないかと、最近言われてきています。私も重要だと考えています。

▼早まる発症年齢と増加する患者数

アルツハイマー病の発症年齢は、一般的に 65 〜 70 歳と高齢になるほど増えるとされてきました。けれども、近年では 40 〜 50 歳代で発症する人も増えています。また男性より女性に多い。認知症患者のなかでアルツハイマー病患者の占める割合は半分以上とみられ、高齢社会の進展でさらに増加することが予想されています。

ポイント確認テスト２―③
血管性認知症の予防では「①」の予防が重要。「②」や「③」など生活習慣病の予防に加えて、喫煙、飲酒、運動不足の改善、脳卒中の再発防止も予防につながる。

⑤アルツハイマー病の症状と診断のポイント１

ポイント
▶アルツハイマー病の症状：記憶障害、見当識障害、構成障害、視空間認知障害、計算障害、遂行機能障害、言語障害、書字障害など

　アルツハイマー病ではまず、記憶障害が現われます。初期の段階では、患者さん本人もそのことに気づいていて、医療機関を受診し、質問されたとき、その場を「取り繕うような発言」をすることがあります。

　アルツハイマー病は根本的な治療法が確立されていません。けれども、病気の進行を抑える効果がある薬も認可されており、早期に治療を始めれば認知症の進行を遅らせることができます。そのため、注意深く早期発見に努めることが重要になります。

▼アルツハイマー病患者に現われる症状

　アルツハイマー病患者に現われる症状には、次のようなものがあります。

・記憶障害

　人や物の名前を忘れたり、昔のことは覚えているけれど、最近の出来事を忘れ、食事をしていないと言って何度も食事をするようなことが起こります。前述したように、加齢による物忘れとは

2―③答え　①脳血管障害　②高血圧　③糖尿病

異なり、食事をしたこと自体が思い出せないのです。また物忘れの自覚が少ないことも特徴です。気をつけていただきたいのは、鍋を火にかけたまま忘れるなど日常生活に支障が起こってくることです。約束を忘れたり、同じ話を何度も繰り返すようにもなります。まわりとの関係も悪くなります。

・見当識障害

アルツハイマー病が進行すると、日付や時間、季節、自分のいる場所などがわからなくなります。これを見当識障害といいます。人の名前が思い出せないだけでなく、目の前にいる家族や知人が誰かわからなくなります。

・構成障害、視空間認知障害

アルツハイマー病では、図形やものの形の把握ができなくなる構成障害がみられます。正方体などの立体図が描けなくなったり、模様などを認識したり識別したりできなくなります。また、空間の前後や奥行きなどがわからなくなる視空間認知障害が起こります。このことから、部屋の構造がわからなくなって部屋の出入りができなくなったり、トイレに行けなくなることもあります。

・その他の症状

お金の計算ができない計算障害や、家事や仕事を手順を踏んで行なうことができない遂行機能障害、言葉がうまく話せない言語障害、字が下手になったり漢字が書けなくなる書字障害などもみられます。あれ、これ、と言って、単語が出にくくなります。

▼診断

以上の症状が現われたらアルツハイマー病の疑いがあります。医療機関の受診が必要になります。

ポイント確認テスト2—④
アルツハイマー病は、「　①　」の異常によって引き起こされる認知症です。認知症の「　②　」以上がアルツハイマー病です。

⑥アルツハイマー病の症状と診断のポイント2

ポイント
▶アルツハイマー病の周辺症状：妄想、意欲の低下、抑うつ、徘徊、不眠、興奮など

　アルツハイマー病は、物忘れなどの記憶障害から症状がはじまります。それは、アルツハイマー病が、おもに記憶をつかさどる脳の海馬の組織の周辺からゆっくりと障害を起こしていくためです。そこから、意欲の低下など、精神的な変化にも及んでいきます。

▼妄想

　妄想は、アルツハイマー病の周辺症状として一般的なものです。初期の段階から現われる典型的な妄想が「物盗られ妄想」です。これは記憶障害により財布などの大切なものの置き場所を忘れ、それを人が盗んだと思い込む妄想です。盗んだ人を家族や介護者と思い込むことが多く、介護治療に支障をきたすことも少なくありません。妄想を否定せず、話を聞いてあげることが大事です。

▼意欲の低下

　意欲の低下は、それまで夢中になっていた趣味やスポーツなど

2—④答え　①脳　②半分

に興味を示さなくなり部屋に閉じこもりがちになったり、一日中ぼんやりすごすことが多くなってくることで、家族にも気がつかれます。そうなると筋力が衰えて活動力が落ち、これが脳の活性化をさらに低下させるという悪循環に陥ってしまいます。このような状態は「廃用症候群」あるいは「生活不活発病」と呼ばれます。認知症をさらに促進させる症状として注意が必要です。

▼抑うつ

記憶障害などにより仕事のミスが重なると抑うつが起こり、職場での人間関係がうまくいかなくなって出社拒否、そしてさらに抑うつが進行するということが起こります。うつ病と似ているところもありますから、異変を感じたら専門医の診察を受けるようにします。

▼徘徊など

本人にはトイレなどに行こうという意識はあるのですが、場所がわからなくなっているので徘徊してしまうことになります。けれども、一過性のものだといえます。不眠や興奮などが起こることもあります。

▼診断

上記のような症状が現われてもアルツハイマー病によるものかどうかは詳しい検査が必要です。CT検査やMRI検査を行なって画像で確認し、海馬周辺の萎縮が見られればアルツハイマー病の可能性があります。ただし、画像だけで確定診断はできません。神経心理検査も重要です。これは簡単な計算や図形を描く、単語を覚えるなどの検査による診断法です。

ポイント確認テスト2—⑤
アルツハイマー病の症状には、記憶障害のほか、「 ① 」障害、「 ② 」障害、「 ③ 」障害、計算障害、遂行機能障害、言語障害、書字障害などがある。

第2章　おもな認知症の特徴と診断

⑦アルツハイマー病の薬物治療

ポイント
▶アルツハイマー病の治療薬：ドネペジル塩酸塩、ガランタミン、リバスチグミン、メマンチン塩酸塩
▶対症療法：抗精神病薬、抗うつ薬

　がんは早期発見によって治る可能性のある病気になってきていますが、いまのところアルツハイマー病を完治させる有効な治療法は見つかっていません。しかし近年、症状の進行を遅らせたり、改善が見られる治療法が報告され、実用化されています。

▼ドネペジル塩酸塩（アリセプト）　★（　）内は商品名

　日本で開発されたアルツハイマー病の治療薬で、1999年に認可され、使用されています。完全に治癒することはできませんが、アルツハイマー病の進行を遅らせる働きがあります。

　アルツハイマー病の原因として、患者の脳内でアセチルコリンという神経伝達物質の減少が見られ、この減少が認知機能の障害を引き起こしていると考えられています。ドネペジル塩酸塩は、「アセチルコリンの分解酵素」の分泌を抑えることでアセチルコリンの減少を防ぎ、神経伝達を速やかにしようというものです。

　症状の初期に服用すれば2、3年は進行を遅らせることができます。効果には個人差があり、服用した全員に効くわけではあり

2—⑤答え　①見当識　②構成　③視空間認知

ません。吐き気、下痢、食欲不振など消化器障害の副作用がある場合もありますから、専門医とよく相談して用いることが大切です。効果期間が長い患者さんもいます。

▼ガランタミン(レミニール)とリバスチグミン(リバスタッチパッチ)

ガランタミンとリバスチグミンも神経細胞間のアセチルコリンの分解を遅らせて、アセチルコリンの減少を防ぎ、神経伝達機能を延長させる働きがあります。リバスチグミンは貼付剤です。この2つの薬にも下痢や嘔吐などの副作用が認められます。

▼メマンチン塩酸塩（メマリー）

メマンチン塩酸塩は、ドネペジル塩酸塩と併用でき、中度および高度アルツハイマー病の症状にも効果が期待されます。頭痛やめまいなどの副作用があります。グルタミン酸受容体の働きをブロックし、神経の興奮をおさえ、攻撃性を抑えるといわれています。

▼おもな対症療法薬

・妄想や興奮

妄想や興奮を抑えるには抗精神病薬が用いられる場合もあります。抗精神病薬は主に統合失調症などの治療に用いられる薬です。ただし認知症患者への投与で少量服用する場合もあります。服用量は必ず医師の注意に従ってください。

・抑うつ状態

抑うつの治療薬である抗うつ薬 SSRI（選択的セロトニン再取り込み阻害薬）や SNRI（セロトニン・ノルアドレナリン再取り込み阻害薬）が用いられます。SSRI は、神経伝達物質セロトニンの濃度を高めて抑うつ状態を改善させます。SNRI は、セロトニンと興奮作用のあるノルアドレナリンの濃度を高め、やる気を起こさせる働きがあります。ただし安易に使用は禁。

ポイント確認テスト2―⑥
アルツハイマー病で一過性にみられる症状には、「 ① 」や、「 ② 」の低下、「 ③ 」、徘徊、不眠、興奮などがある。

⑧アルツハイマー病の非薬物療法

ポイント
▶アルツハイマー病の非薬物治療：レクレーション療法、音楽療法、回想法、芸術療法、森林療法、運動療法、園芸療法、アニマルセラピーなど

　アルツハイマー病の治療は薬物に頼るだけでなく、薬物を使用しない非薬物治療も重要です。レクレーション療法、音楽療法、作業療法、園芸療法などがあります。おもな目的は、認知症の進行を遅らせ、人間としての尊厳ある生活を維持し、快適な生活を送ることにあります。その効果もひろく認められており、施設でのプログラムの研究も進められています。

▼おもな非薬物治療

- 音楽療法：手拍子を取ったり、歌をうたったりします(88頁参照)。
- リアリティ・オリエンテーション：現実見当識訓練のことで、患者さんに名前や場所、時間、物の名前などを質問し、自分や生活状況を認識させます。
- 回想法：患者さんの思い出を語ってもらいます（90頁参照）。
- 芸術療法：俳句や陶芸、絵画などを通して行ないます(86頁参照)。
- 運動療法：ウォーキングなど軽く身体を動かすことで脳の活性化を図ります。

2―⑥答え　①妄想　②意欲　③抑うつ

▼患者さんの立場に立ったプログラムの選択

　非薬物療法といっても、患者さん自らが行なうことが大切です。患者さんの好みにあったプログラムを選び、本人の負担にならない時間や内容を考慮します。

▼患者さんの人格への配慮

　患者さんは、物を忘れたり、何度も同じことを繰り返したり、徘徊するなど、健常者とは異なる行動をとります。これらの行動は病気によるものです。これを批判したり叱ったりすることは患者さんの自尊心を傷つけることになり、不安になったり攻撃的になります。患者さんのすべてを受け入れる気持ちが大切です。

▼患者さんに活動の場を与える

　料理や掃除など、日常生活で患者さんができることは患者さんに任せてみます。うまくできず失敗することもありますが、きつく注意せず、やさしくフォローします。患者さんに適度の刺激を与え続けることは、脳の活性化を維持する効果があるからです。特に料理はおすすめです。全体を見わたす力を向上させます。

▼生活環境の整備

　治療の効果を上げるためには、生活環境の整備が大切です。自宅で介護する場合には、特に安全性に配慮しましょう。転ばないようにてすりや階段に手を加え段差のない「バリアフリー」に改造したり、ガス器具などは電気に換え、安全装置を厳重にします。一般的には、電化が安全ですが、ガスもよいものが出ているようです。運転免許を持っている場合には、クルマを運転しないよう上手に説得します。アルツハイマー病の場合、現在の道交法では運転は不可です。だめと言わず、「3カ月ほど運転をやめてみましょう」と言うと実行してくれることがあります。

ポイント確認テスト2─⑦
アルツハイマー病の治療薬には、「　①　」、「　②　」、「　③　」、「　④　」などがある。

⑨レビー小体型認知症とはどのような認知症ですか？

ポイント
- ▶レビー小体型認知症：パーキンソン症状を呈する認知症
- ▶脳の細胞に小さな円形のたんぱく質の集まり（封入体）が現われる

　認知症に多くみられるのは、血管性認知症とアルツハイマー病、そしてレビー小体型認知症です。レビー小体型認知症とは、脳の神経細胞の中に小さな円形のたんぱく質の集まり（封入体）が現われて、これが脳の機能を障害して起こる認知症です。なぜこのような小体が発生するのか、その原因はまだはっきりしていません。

　ドイツ人の神経科医フレデリック・レビーは、1912年に脳幹内でパーキンソン病の原因物質を発見。発見者であるレビー氏の名前から「レビー小体」と名づけられました。その後、わが国の小阪憲司先生により76年に脳幹以外の場所にもレビー小体が存在することが確認されました。その後の研究を経て、95年に正式に命名された新しい認知症がレビー小体型認知症です。

▼レビー小体とは？

　パーキンソン病の場合、レビー小体は脳幹内に現われます。これに対して、レビー小体型認知症では大脳皮質にレビー小体が現

2―⑦答え　①ドネペジル塩酸塩（アリセプト）　②ガランタミン　③リバスチグミン　④メマンチン塩酸塩

われます。レビー小体のおもな構成物質はたんぱく質の一種であるα‐シヌクレインです。ドーパミン、ノルアドレナリン、セロトニン、アセチルコリンなどの神経伝達物質を分泌する神経細胞に沈着して細胞を変性させ、それによって認知症を引き起こします。

▼レビー小体型認知症の特徴

レビー小体はパーキンソン病の原因でもあるように、レビー小体型認知症ではパーキンソン病と同じ運動障害を起こすことが知られています。

レビー小体型認知症は比較的新しく発見された認知症なので、アルツハイマー病やうつ病、他の認知症と誤診されることも多く、注意が必要です。レビー小体型認知症に特徴的なのは、リアルな幻覚を見ることと、1日のうちに症状が変動して、認知症ではないと思えるほど状態がよい場合があったり、ひどい認知症状を示す場合があることです。

発病は比較的高齢者に多くみられ、アルツハイマー病とは異なり、男性がやや多いことも特徴といえます。病気の進行はアルツハイマー病などにくらべると早いとされています。これはパーキンソン症などの身体障害を伴うため寝たきりになることが早く、認知症が進むためと考えられています。治療は薬による療法とケアが効果的で、他の認知症と同じく早期発見が大切です。

▼薬の感受性

薬の感受性が高いため、副作用に注意を要します。薬の使用は必ず専門医にかかってください。

▼症状出現に時期により、病名がはっきりしない場合があります。

初期にはうつ病と思われてしまうこともあります。

ポイント確認テスト2―⑧
アルツハイマー病の非薬物治療には、「　①　」療法、「　②　」療法、「　③　」法、芸術療法、森林療法、運動療法、園芸療法、アニマルセラピーなどがある。

⑩レビー小体型認知症に特徴的な幻視と診断

ポイント
▶常にリアルな幻視が現われる
▶パーキンソン病と同じように、手足が震えるなど運動障害がみられる

　レビー小体型認知症は、パーキンソン病と同じように手足が震えるなど運動障害を起こします。また、大脳皮質の広範囲にわたってレビー小体が出現するため、多くの認知症の症状がみられます。このため他の認知症と混同されがちですが、大きな特徴として非常にリアルな幻視が現われることがあげられます。

▼幻視

　幻視とは、実際にないものが見えることです。せん妄の場合にも幻視が現われますが、せん妄の場合はその内容をほとんど覚えてませんが、レビー小体型認知症の患者さんはその内容を鮮明に覚えています。ほかの認知症で見られる幻視は、小人や虫の場合が多いのですが、レビー小体型認知症ではそれらが鮮明に見えるだけでなく、等身大の人間が部屋に入って歩いたりします。それが現実のように生々しく見えるという特徴があります。

　また、ものがリアルに見える一方で、人の話し声が聴こえるなどの幻聴も起こります。

2—⑧答え　①レクレーション　②音楽　③回想

▼レビー小体型認知症のおもな症状

- **一般的な症状**：幻視、幻覚、妄想、記憶障害、意欲の低下、判断力の低下、不眠、言葉が出ないなど。
- **運動機能障害**：パーキンソン病の症状である、歩行が小刻みになる、足を引きずるようにして歩く、転びやすくなる、手足が震えるなど。
- **自律神経障害**：失禁、便秘、寝ていて急に立ち上がったときなどに血圧が下がることで起こる失神(起立性低血圧)など。特に食後に注意。いすはひじかけのあるものがよい。
- **レム睡眠行動障害**：睡眠中に筋肉がゆるんでいないため、身体を動かす夢を見ると睡眠中でも身体を動かしてしまう、寝言など大声を出したり、そばに寝ている人間を蹴ってしまうことがあります。
- **軽度の記憶障害**：レビー小体型認知症では、記憶はアルツハイマー病ほど悪くならないと言われています。

▼レビー小体型認知症を診断する検査

レビー小体型認知症は診断の難しい病気ですが、早期発見で適切な処置を行なえば、進行を遅らせることができます。

- **SPECT検査**：SPECT検査は脳の血流の状態を画像で判断できる検査です。ダットスキャンという検査も使われます。
- **MIBG心筋交感神経シンチグラフィ**：レビー小体型認知症やパーキンソン病ではMIBG(メタヨードベンジルグアニジン)という物質の心臓への蓄積が初期の段階から低下するといわれ、その分布を画像で検査する方法です。レビー小体型では、MIBGの取り込みが悪く、最近使われてきています。
- **CTやMRI検査**：CTやMRIなどの画像検査ではレビー小体型認知症の判断がうまくつきません。

ポイント確認テスト2―⑨
レビー小体型認知症は、脳の細胞の中に小さな円形の「　①　」の集まり(「　②　」)が現われて脳の機能を障害して起こる認知症。

⑪レビー小体型認知症の パーキンソン症状など

ポイント
▶レビー小体型認知症ではパーキンソン症状が現われる
▶症状は変動し、パーキンソン病とはレビー小体が現われる場所で区別される

▼パーキンソン病との違いは

　パーキンソン病の場合はレビー小体が脳幹の中に現われます。レビー小体型認知症では大脳皮質に現われます。

　前項で解説した「幻視」のほか、認知機能障害の症状が現われたり消えたりする「症状の変動」と「パーキンソン症状」の3つがレビー小体型認知症の主要な特徴とされ、これらのうち2つの症状があれば、レビー小体型認知症と判断できるとされています。

▼パーキンソン病

　パーキンソン病は、1817年にイギリスのジェームズ・パーキンソン医師により発見された病気で、1888年にフランスのシャルコー医師がパーキンソン病と名づけました。この病気は、脳幹内の神経細胞がレビー小体によって損傷を受けて次第に減少していくことから運動をつかさどる運動神経路が働かなくなり、運動障害を中心にさまざまな症状が現われます。

2—⑨答え　①たんぱく質　②封入体

▼パーキンソン病の症状

パーキンソン病の特徴ともいえる小刻みな歩き方、ゆっくりとした動作、緊張してこわばったような前かがみの姿勢、手足が震える、ものを飲み込むのが難しい嚥下困難、意識を失うなど。

そのほかの症状としては、睡眠障害、自律神経の機能障害による立ちくらみや失神、失禁、便秘、妄想、ものごとに対して無反応になる、などが挙げられます。また、顔が無表情になり、仮面様顔貌と言われます。

▼レビー小体型認知症の診断（復習）

レビー小体型認知症患者とパーキンソン病患者とは共通した症状が多いため、同じ病気だとする考え方もあります。レビー小体型認知症は、初期の症状ではアルツハイマー型認知症やパーキンソン病と診断されたり、うつ病と診断されることもあります。

前の項目でも述べましたが、初期の段階でレビー小体型認知症と診断されれば、適切な治療により症状の進行を遅らせることができます。その有効な診断法を復習すると、レビー小体型認知症に特徴的な「幻視」、「症状の変動」、「パーキンソン症状」の3つのうち2つ以上症状が現われること、画像診断としてSPECT検査やMIBG心筋交感神経シンチグラフィなどの画像による診断も参考になります。最近はダットスキャンも使います。これは脳のドパミン神経の変性を画像化します。ただし必ずしも全症例について行なう必要はないと思います。

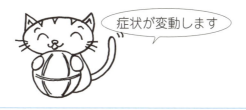
症状が変動します

ポイント確認テスト2―⑩
レビー小体型認知症は、非常にリアルな「　①　」が現われることが大きな特徴で、「　②　」病と同じように手足が震えるなど運動障害がみられる。

第2章　おもな認知症の特徴と診断

⑫レビー小体型認知症とアルツハイマー病はここが違います

ポイント
▶アルツハイマー病が比較的女性に多いのに対し、レビー小体型認知症は比較的男性に多い
▶リアルな幻視、パーキンソン症状、認知機能障害の一日の変動が、アルツハイマー病にない3つの特徴

　レビー小体型認知症もアルツハイマー病も認知症ですので、脳の神経細胞が損傷を受けて減少するという点では違いはありません。症状も似ている面が多くありますから間違われることも多い病気です。しかし、病気の特徴や症状には違いがあります。

▼レビー小体型認知症とアルツハイマー病との比較
・認知症に占める割合と男女比率など

　認知症全体のなかで、レビー小体型認知症は約10％前後を占めていますが、アルツハイマー病は約半数以上です。レビー小体型認知症の発症の年齢は70歳前後が一般的で、比較的男性に多く見られるのに対し、アルツハイマー病の発症の年齢は70歳前後から増加し、比較的女性に多く見られます。

・特徴の比較

　レビー小体型認知症の症状では、非常にリアルな幻視が見えることが特徴で、体が動きにくくなるパーキンソン症状が現われます。一方、アルツハイマー病は、新たなことが覚えられず、記憶

2—⑩答え　①幻視　②パーキンソン

障害があってもそのことを自覚していないという特徴があります。

レビー小体型認知症では意欲が低下し、妄想や徘徊が見られるようになります。初期はうつ病と診断される場合もあります。

レビー小体型認知症では、認知機能障害の程度が著しく変動し、一日の中でも健常者と変わらない様子をみせることもあります。記憶障害が比較的軽いのも特徴です。初期症状で、なんとなく鬱状態があることも重要です。

▼レビー小体型認知症とアルツハイマー病に共通した症状

気持ちや態度がすぐに変わる、時間や場所がわからない、ものごとの筋道を立てて考えることができない、判断力が低下するなどがあげられます。

▼薬物治療の注意（薬の感受性の注意）

それぞれの認知症には、それぞれの症状、幻覚、運動症状、自律神経障害などに対して対症療法として薬が使用されます。レビー小体型認知症の患者さんは、薬によって症状が悪化してしまうことがあるのでとくに注意が必要です。個人差もあり、効果が現われない場合もあります。

▼全身病として

レビー小体型認知症ではいろいろな症状が、ちょこちょこと顔を出したりしますが、身体全体に症状がでることに注意しなければなりません。

> レビー小体型認知症は幻視、パーキンソン症状、症状の変動が特徴

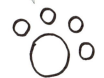

ポイント確認テスト2—⑪
レビー小体型認知症では大脳皮質全体にレビー小体（封入体）がみられ、「　①　」症状が現われること、認知機能障害の症状が大きく「　②　」するという特徴がある。

⑬ レビー小体型認知症の治療の基礎知識

ポイント
▶一般的な認知症の症状に対する薬物治療とパーキンソン症状に対する薬物治療

　いまのところレビー小体型認知症の根本的な治療薬は見つかっていません。現在行なわれているのは薬による対症療法が中心で、一般的な認知症であらわれる症状に対する薬物治療と、パーキンソン症状に対する薬物治療が同時に行なわれています。

　治療にあたってはそれぞれの症状に対応した薬物が使われます。効果のない人や抗精神病薬に対して過敏反応をする人などもいるため、薬同士の組み合わせや量など、医師や専門家による注意深い投与が大切です。

▼薬物療法の現在

　アルツハイマー病に使用されるドネペジル塩酸塩（アリセプト）は脳内の神経伝達物質でアセチルコリンを増加させ、幻覚を抑える効果があります。

　レビー小体型認知症では、アリセプトの量が多いと症状を悪化させる場合があります。また、漢方薬の抑肝散が幻視などに効果的という意見もあります。レビー小体型認知症の場合には、パー

2―⑪答え　①パーキンソン　②変動

キンソン症状である自律神経の障害を引き起こさないよう注意して処方する必要があります。抗精神病薬は幻覚や興奮などを抑える薬物として効果がありますが、これもパーキンソン症状を引き起こすことがあります。レビー小体型認知症の薬物治療では、使用後の注意深い観察によって、投与量や薬の種類を慎重に見極めることが大切です。

▼対立する２つの病因に対応する薬物治療

　レビー小体型認知症の薬物治療では、パーキンソン症状への薬物治療を必要最小限にとどめることが重要になります。

　パーキンソン症状は、中脳の黒質と呼ばれる神経細胞においてドーパミンと呼ばれる神経伝達物質が不足することによって起こります。歩行やなめらかな動作をつかさどっており、この働きが妨げられることでパーキンソン病特有の震えや歩行困難、ギクシャクした動きが起こるのです。

　幻覚を抑える薬物を使用するとドーパミンの分泌が減少し、パーキンソン症状が悪化してしまいます。一方パーキンソン症状の治療のためにドーパミンの分泌を促進する薬物を使用すると、幻覚症状がみられます。

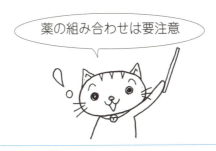

ポイント確認テスト２―⑫
アルツハイマー病は比較的「　①　」に多い。レビー小体型認知症は比較的「　②　」に多く、リアルな「　③　」、パーキンソン症状、認知機能障害の変動という特徴がある。

⑭前頭側頭型認知症とはどのような認知症ですか？

ポイント
▶思いがけない行動がみられるようになる

▼前頭葉・側頭葉とは？

　前頭葉は脳全体の約4割を占め、大脳の前方に位置しています。前頭葉は理性的で正常な生活が送れるように人の感情を抑制しています。側頭葉は大脳の両側に位置する部位で、味覚や聴覚、記憶、判断力などをつかさどっています。特に右側頭葉が言語と関係しています。

　これまでみてきたレビー小体型認知症は大脳皮質を中心に障害が起こり、アルツハイマー病はおもに側頭葉後部や頭頂葉、記憶をつかさどる海馬に障害が起こり、後方型認知症とも呼ばれます。

　これに対して前頭側頭葉変性症は、前頭葉や側頭葉前方に萎縮が起こる認知症で、脳の障害が起こる場所から前方型認知症とも呼ばれます。前頭側頭葉変性症（FTLD）は脳の神経細胞がしだいに減少して前頭葉側頭の萎縮が起こる病気です。代表的なものに前頭側頭型認知症があります。

▼前頭側頭葉変性症のタイプ

2―⑫答え　①女性　②男性　③幻視

現在は、前頭側頭葉変性症は症状によって大きく2つのタイプに分けられます。ひとつはピック病にみられる行動障害のある前頭側頭型認知症です。もうひとつは前頭側頭型認知症以外で言葉の症状が出るタイプです。特に名前が出なくなったり、その意味がわからなくなります。これらの判別はむずかしく、後に脳を解剖してはっきりしたり、また解剖してもはっきりしない場合があります。

▼ピック病もこの認知症のひとつ

　前頭側頭型認知症は従来、認知症の1つであるピック病として知られていました。ピック病は1892年、チェコのピック医師によって認知症の一種として報告され、ピック病の名前がつけられました。その後の研究で、ピック病は前頭側頭型認知症の一部であるとされました。

　前頭側頭型認知症は、40～50代頃から発病する初老期の発症が認められる認知症です原因はいまのところはっきりしていません。

▼初期症状の特徴──思いがけない行動

　初期の症状は軽く、記憶障害や行動にもあまり変化がないため、発病に気がつかない場合も多く見られます。ただし、しだいに理性的な部分に障害がでてくるため、この人がと思うような人が社会的なトラブル（たとえば万引きなど）を起こします。万引きで捕まって、はじめて前頭側頭型認知症であることがわかる場合もあります。

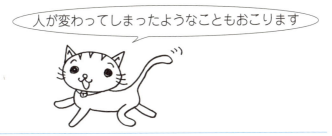

ポイント確認テスト2──⑬
レビー小体型認知症の治療は薬による「　①　」療法が中心で、一般的な認知症の症状に対する薬物治療と「　②　」症状に対する薬物治療が行なわれている。

⑮前頭側頭型認知症の症状と診断のポイント

ポイント
▶前頭側頭型認知症の患者は、性格が変わってしまったかのように異常な行動をする。異常行動の自覚なし
▶「常同行動」がみられる

　前頭側頭型認知症では、アルツハイマー病のような記憶障害などはあまり目立たず、初期にはなかなか発病がわからないことが多い病気です。その症状から、躁うつ病や人格障害と誤診されることもあります。病状が進行していくと寝たきりになってしまうケースが多くみられます。

▼おもな症状（気持ちがおさえられない行動）
・自分への関心や周囲、社会への関心が低下してきます。そのために身だしなみに気を配らなくなり、だらしない格好をするようになります。
・周囲への関心がなくなる分、社会的規範などへの関心も薄れ、店の品物を食べたり、万引きなどの犯罪を起こすようになります。
・他人への関心も薄くなり、同情したり共感するようなこともなくなってきます。
・知人に会っても誰だかわからなくなります。

2―⑬答え　①対症　②パーキンソン

- 心の抑制が薄れ、攻撃的になり、ぶしつけな態度をとったり、暴力やふざけたりすることが多くなります。
- 同じ動作をくり返したり、同じ言葉をくり返す、同じものを食べ続ける、同じ道を歩くなどの「常同行動」が見られます。常同的行動とは、たとえば、決まった時間に起き、決まった時間に家を出て、決まった道を通って決まったところに着き、決まったことをして、決まった時間に帰ってくるなど、時間に従って行なわれる行動です。一言で言うとワンパターン化。
- 食事の変化（過食、好みの変化）
- 性格が変わり、自己中心的な人間になります。結果的にまわりとのトラブルが多くなります。

▼前頭側頭型認知症の診断

　この認知症は発症の割合が少なく、アルツハイマー病やレビー小体型認知症と間違われやすい病気ですが、いくつかの点で違いがあります。

- ほかの認知症の患者さんは、自分の記憶障害や運動障害について悩んで抑うつ状態になることがあります。この認知症の患者さんは、異常な行動をしていても、自分が発病していることを自覚しません。
- 常同行動がみられます。とくに時間を合わせて同じ時刻に同じ行動をとることなどが特徴としてあげられます。

　これらの症状や脳細胞の萎縮の具合をみて、総合的に判断することで他の認知症との違いが判断されます。
- 脳血流量の変化も参考になります。

ポイント確認テスト2―⑭
前頭側頭型認知症は、「　①　」がみられる。

⑯ 前頭側頭型認知症の薬物治療

ポイント
▶ケースバイケースなので一律に考えない

　前頭側頭型認知症を根本的に治療する方法は、いまのところ開発されていません。それぞれの症状に対する対症療法として薬物治療が行なわれています。

　前頭側頭型認知症の患者さんは、攻撃的になったり自己中心的な行動をとったりして、周囲の人や家族に大きな負担がかかることが多くなります。

　前頭側頭型認知症の薬物治療では、これまでは患者さんを精神的に安定させる目的で抗精神病薬などが使われてきました。最近では、抗うつ剤の一種であるSSRI（選択的セロトニン再取り込み阻害薬）が効果的なことがわかってきています。

▼行動障害に効果のあるSSRI（投与の効果がない場合もある）

　前頭側頭型認知症では、神経伝達物質であるセロトニンが減少して行動障害が起こると考えられています。SSRIはセロトニンが増加する効果があります。このことにより、神経の伝達を改善し、常同行動や過食といった異常行動を防ごうというものです。

2—⑭答え　①思いがけない

また、SSRIよりメマンチン塩酸塩を使用し、よい結果を得たという例もあります。

▼薬物治療と介護の併用

アルツハイマー病に効果があるドネペジル塩酸塩（アリセプト）は前頭側頭型認知症には効果がみられません。

前頭側頭型認知症の患者さんには病症の自覚がなく、いつもと同じように会社へ行こうとしたり外出するなどの行動をとるため、通院や介護が難しい場合もあります。薬物治療で一時的に病状を抑え、非薬物療法であるリハビリテーションなどへの参加、介護などをうまく併用した治療が望まれます。

常同行動を利用し、同じ位置、同じ椅子に座らせます。他人を座らせたりすると怒ります。またすぐ飽きて立ち去ってしまうので、事前のセットが必要です。飽きてしまう直前に、スタッフが道具をわたすなど、言葉ではなく環境から入っていく必要があります。

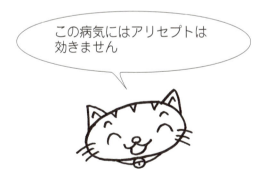

ポイント確認テスト2—⑮
前頭側頭型認知症の患者は、異常な行動をしていても自分が発病している「　①　」がない。また「　②　」が時間に従ってみられることが特徴。

第2章　おもな認知症の特徴と診断

⑰前頭側頭型認知症の非薬物治療

ポイント
▶薬物療法と並行してデイケアのリハビリテーションや介護による非薬物療法が重要

　前頭側頭型認知症の初期段階では、薬物療法による対症療法と並行して、デイケアのリハビリテーションや介護による非薬物療法に取り組むことができます。病気の進行を遅らせ、患者さんやその家族に快適に暮らしてもらうことが主眼となります。
　また、この認知症の病状の進行は、アルツハイマー病やレビー小体型認知症の患者より早いため、リハビリのプログラムなどが理解できる早期に治療に取り組み、できるだけ進行を遅らす努力が大切です。

▼行動障害の治療

　前頭側頭型認知症の患者さんは同じことを繰り返す「常同行動」がみられます。このため、デイケアなどの場所を変えたり、プログラムの変更やスタッフの交代など、常同行動を妨げるようなことは避けてください。早期には記憶障害が現われないので、むしろこの「常同行動」を利用して、決まった時間に決まった場所で、なじみのスタッフで決まったプログラムを行ない、患者さ

2—⑮答え　①自覚　②常同行動

んが参加しやすいように調整することが行動障害の進行を抑えるのに効果的です。また、他の認知症のように空間把握や知覚機能はそれほど障害を受けませんから、絵を描いたり、歌を歌ったり、パズルや編み物、簡単な工作など、身体を動かすことと知能を働かせることをかねたリハビリプログラムも有効です。

前頭側頭型認知症の特徴である自分勝手な行動はリハビリをむずかしくします。そこで、作業道具を目につきやすくしたり、手渡すことや、入浴なども自分で準備ができる早期の段階から習慣づけておき、自分で行なうように働きかけていきます。患者さんの気持ちを尊重しながらリハビリプログラムに自分から参加するという、難しくはありますがきめ細かな工夫をして取り組むことが重要です。

▼言語療法

患者さんの一部には、言語をつかさどる側頭葉に障害を受ける場合もあります。そのため、ものの名前が言えなかったり、言葉の意味がわからないなどの症状が現われます。この症状は回復は困難ですが、言葉をくり返すことで進行を遅らせることが可能です。これは、覚えている言葉を少しでも減らさないための訓練です。プログラムに組み込み、自分で自然にできるように誘導します。

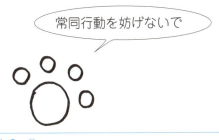

ポイント確認テスト2—⑯
前頭側頭型認知症の行動障害には「　①　」が効果的で、意識障害には「　②　」の効果が認められるが、いずれも一時的なもの。

第2章 おもな認知症の特徴と診断

⑱若年性認知症とはどのような認知症ですか？

ポイント
▶若年性認知症：64歳までに発症した認知症の総称
▶18歳以降44歳までに発症した場合を「若年期認知症」という

　認知症はこれまで、高齢者がかかる疾病という印象が強くありました。65歳以上の10人に1人はかかるといわれています。近年それ以下の年齢で発症する人も増え、64歳までに発症したものを若年性認知症と呼んでその他の認知症と区別しています。

　若年性認知症は、アルツハイマー病やレビー小体型認知症、前頭側頭型認知症などの認知症のほか、交通事故などによって脳に損傷を受けた場合や、アルコール性認知症、高血圧などの生活習慣病によるものなどさまざまです。根本的な治療ができるものとできないものがあります。近年の若年性認知症の増加は、ストレス社会の進展や、食生活の変化などが影響していると考えられますが、確実なことははっきりしていません。

▼実態がつかめていない若年性認知症の現状

　若年性認知症の患者数は4万人以上に上るといわれています。けれども原因や症状が多様なため、実態がはっきりつかめていないのが現状です。年齢的なものから認知症を疑うよりうつ病と間

2—⑯答え　①SSRI（選択的セロトニン再取り込み阻害薬）　②抗精神病薬

違えられるような診断も相当数あると予想されています。潜在的な患者数は10万人を超えるものとみられます。

また、アルツハイマー病など老年期の認知症では女性患者の数が男性患者を上回っていますが、若年性認知症では男性患者が女性患者より多く、発症年齢は50歳前後が多くなっています。

▼診断

40代から50代は体の変調期であり、加齢による物忘れなどと区別がつかず、認知症の症状を見落とすことがあります。仕事の段取りが極端に悪くなる、主婦なら料理の手順がわからなくなるなど、自分でも周囲の人でも気づくことがあります。食事の味つけが違ったりし、家族の人が今までと違うと思うことがあります。たまに帰省した時お雑煮の味つけから病気を疑うこともあります。

原因によっては早期治療によって症状を改善することができますから、本人も含め、家族や職場など周囲の人が、明らかな異常に気づいたら専門医に相談を勧めることが重要です。

▼若年性認知症の抱える問題

若年性認知症の大きな問題はその年齢にあります。40代から50代といえば社会的にも責任が増え、いわゆる働き盛りの年齢です。一家の大黒柱となっている人が認知症にかかるということは、家族にとっても社会にとっても大きなマイナスといえます。配偶者の負担は大変大きいのです。また、老年期認知症は治療法やケアシステムが整備されつつありますが、若年性認知症は問題となり始めて日が浅く、治療体制や経済的救済策など十分な対応がとられていないという課題もあります。

若年性認知症の病気、病態は、さまざまです。診断は決して簡単ではありません。ぜひ専門医の受診をおすすめします。また、経過が長いのでいろいろな情報を家族会から得ることも必要です。

ポイント確認テスト2―⑰
前頭側頭型認知症は、「 ① 」などが初期にそれほどみられないため、薬物療法と並行してデイケアのリハビリテーションや介護による「 ② 」治療に取り組むことが重要になる。

第3章　認知症の効果的なケア

①認知症一般のケアの基本

ポイント
▶認知症のケアの基本：①一人の人間として敬意をもって接する、②患者さんの立場に立つ、③患者さんをよく観察する、④患者さんの今までの生活を知るなど

　認知症の患者さんのケアは、家族にとって大きな問題となります。ケアは身内だけで行なおうとせず、デイケアや訪問介護などを効果的に利用するようにします。

　認知症では、詳しい検査や経過をみないと病名が正確に診断できないケースも多くみられます。そのため、認知症を発症していると考えられる患者さんには、まずはケアの基本を踏まえて対応することが求められます。症状の改善が難しいといわれる認知症ですが、適切なケアにより、症状の進行を遅らせることも可能になります。

▼認知症ケアの基本

・一人の人間として敬意をもって接する

　認知症を発症し、物忘れがひどく、非常識な行動をとるようになっても、患者さんは人間としてのプライドを持っています。認知症の症状が病気によるものであることを理解し、患者さんのプライドを傷つけることなく、敬意をもって接することが大切です。

2―⑰答え　①記憶障害　②非薬物

例えば患者さんの名前を呼びかける際、記憶障害が起こっていても自分の名前は覚えているものです。「〇〇さん」と「さん」づけで呼び、敬意をもって接していることを伝えます。名前を呼ばれるたびに記憶がよみがえり、症状の進行を遅らせることにつながります。よく「おばあちゃん」と言ったり、「××ちゃん」と呼ぶ人がいいます。親愛の情から、「ちゃん呼び」するのはいけません。「わざとらしいので××ちゃんでよい」と言う方もおられますが、人生の先輩に対して「××ちゃん」と呼ぶのはやめましょう。

・患者さんの立場に立つ

　患者さんの立場に立って考え、行動するようにします。自分のものを盗られたと騒いでも、置き忘れたり、しまったことを忘れているわけですから、誰かが盗ったと考えるのは認知症の患者さんにとっては当たり前です。一方的に否定せずに、話を聞いて患者さんの気持ちに沿って考えます。

・患者さんをよく観察する

　患者さんの行動をよく観察し、何をしてほしいのか、何がしたいのかを理解して対応します。健康観察も大切です。体調が悪くてもコミュニケーション能力が欠けていてうまく伝えられない場合もありますから、尿や便まで含めた健康管理に注意します。

・患者さんのそれまでの生活を知る

　患者さんのそれまでの人生を知ることは重要です。教師をしていた人であれば、看護者や患者さん相手に授業を始めるようなこともあります。ピアノを弾き始める患者さんもいます。そういうときは患者さんが安心できるときでもあります。無理に止めたりせず、見守ることも必要です。昔の職業などから、興味を持ちそうなことがらを患者さんに提示することもできます。それでは教えてくださいと言うこともあります。

ポイント確認テスト２―⑱
若年性認知症とは、64歳までに発症した認知症をいい、18歳以降44歳までに発症した場合を「　①　」という。

第3章 認知症の効果的なケア

②血管性認知症のケアの基本

ポイント
▶アルツハイマー病と区別がつきにくい
▶あせらずベタベタ言わない

　アルツハイマー病と血管性認知症は専門家なら簡単に区別できると一般の方は思われるかもしれませんが、実際は区別がなかなか難しく、また合併していることも少なくありません（場合によって、この合併をしている例は混合型と呼ばれることもあります）。

　したがって血管性認知症のケアは、今までのアルツハイマー病に行なわれるケア（次項参照）と基本的に同じなのですが、ケアの際気をつけることがあります。

▼症状は人それぞれ

　それは、血管性の障害が脳に起こった場合、脳のある部分が障害されるので、具合の悪い部分があっても、よい部分もあり、まだら状態になります。症状がいろいろな現われ方をすることに留意してください。

　ちょっとしたことで泣き出したりする人がいます。「良くなりましたね」と言うと、外来でも人目をはばからず「ありがとうご

ざいます」と泣き出す人もいます。プライドが高くて、なかなかこちらの言うことを聞いてくれない人もいます。「ボケていない、自分はしっかりしているから、他人にとやかく言われる筋合いはない」と頑固にがんばる人もいます。

また、血管性認知症の治療にも、動脈硬化症とならないよう、メタボにならないよう、生活の指導が大事です。

減塩について指導しても、「塩がなければ味がしないので、いやだ」と言ったり、家人が心配するといっても、しょうゆをドボドボとかけてしまう。また、運動をすすめても「暑いからいやだ。やっても意味がない」、そのうち冬になると「寒いからいやだ」と、日常生活におけるケアがしにくいことも多々あります。「デイケアでも」と言っても、「あんな子どもだましのところはいやだ」と言ったり、女性はお友だちができやすいのですが、男性は人と会ったり、人に指導されるのが苦手だったりします。

しかし、うるさく言うことでやる方もおられますので、なにかタイミングがあるように思えます。ちょっとした気分で、こちらを理解してくれることもあります。あせらず、ベタベタ言わず、ややさめた感じで接しましょう。なにかの調子に受けいれてくれる場合があります。

血管性認知症には、「付かず離れず」がポイントになります。

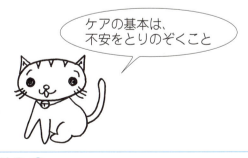

ポイント確認テスト3－①
認知症ケアの基本は、「　①　」、患者さんの立場に立つ、患者さんをよく「　②　」する、患者さんの今までの生活を知るなどである。

第3章　認知症の効果的なケア

③アルツハイマー病のケアの基本

ポイント
▶認知機能の低下に気づいて悩む患者さんの不安を取り除くこと
▶生活のリズムを改善して、周りの援助の下で家事や仕事を続けること

　アルツハイマー病の患者さんにみられる記憶障害をはじめ、日付や季節、自分のいるところがわからない見当識障害、図形や物の位置などがわからなくなる構成障害・視空間認知障害、計算ができなくなる計算障害、字が書けなくなる書字障害などの症状に対応するため、以下のような点に気をつけてケアを行ないます。

▼不安を取り除く

　アルツハイマー病は、記憶力の低下や認識力の低下などに患者さんが気づき、悩んでいる場合が多くあります。その悩みがストレスとなり、さらに病状の進行を早めてしまいます。

　そのため、患者さんの行動や症状を病気によるものと受け止め、患者さんの不安を取り除いてあげることがケアの出発点です。

　昔の写真や思い出の品などを身の回りにおいて安心感を持たせたり、昔の映画やテレビ番組などを見せるのも効果があります。

　また、間違ったりものを思い出せなくても叱ったりせず、やさしく接することを心がけます。作業ができなかったり、遅かった

3—①答え　①一人の人間として敬意をもって接する　②観察

りするのは病気が原因です。「ボケている」とか「怠けている」などと責めてはいけません。

また、笑顔を見せることが患者さんに安心感を与え、病状の進行を遅らせることも報告されています。

▼わかりやすい日常生活

アルツハイマー病の患者さんにとって、生活の改善は効果的です。まず、規則正しい生活をするように指導します。朝に起き、夜は就寝するという規則正しい生活を心がけます。昼間の散歩などは夜の睡眠を助け、夜間の徘徊などを抑えます。しかし、こちらがやろうとしてもやってくれないことがあります。

今日が何日かわからず、近所へ聞きにいく人もいます。そこで、時間の感覚を維持するために、カレンダーや時計を使って印を付けたりして、曜日や日にち、時間を意識させるようにします。規則正しい生活が習慣になると精神的にも安定してきます。

料理などの家事もできるだけ続けることで生活のリズムが生まれ、安心感が生まれます。ただし、炊事をしたときにガスの栓を閉め忘れたりするので、周囲の注意や見守りが必要です。

▼なじみの関係がキーワード

アルツハイマー病の人は新しい記憶は入りにくいのですが、古い記憶は残っている場合が多いのです。昔の話から不安感を取り、なじみの関係を強化したいものです。ケアのスタッフや場所がころころ変わることは不安感を増します。私は「なじみ」こそが中心ではないかと思うことが多くあります。

ポイント確認テスト3─②
血管性認知症は、「　①　」と区別がつきにくい。

④レビー小体型認知症のケアの基本

ポイント
- ▶症状が変動する患者さんを受け入れ、精神的な動揺を抑える
- ▶幻視の内容を否定せず、親身になって話を聞く姿勢も必要

　レビー小体型認知症の特徴は、前章で述べたように、パーキンソン症状を含んでいること、幻視などの幻覚症状がみられること、症状が大きく変動することです。そのため、アルツハイマー病と比べてもケアが難しいといわれています。ケアの介護関係者や医師との調整が必要です。

▼患者さんを受け入れて対応する（症状の変動）

　レビー小体型認知症のケアでは、症状が大きく変動する患者さんの全体を受け入れ、精神的な動揺を抑えて安心させることが病状の進行を抑えることにつながります。身体面へはパーキンソン症状に対するリハビリを積極的に行ないます。歩行訓練や筋力アップを図ることが必要です。

▼幻視を否定しない

　患者さんが見る幻覚はリアルなもので、いないはずの人や虫が見えたりします。等身大のリアルな人間が部屋を歩いたり、花瓶の花が顔に見えるなどの幻覚を見ることがあります。

3―②答え　①アルツハイマー病

本人は現実に見たと思っていますから、否定すると不信感を抱きます。したがって、頭から否定せず、親身になって話を聞く姿勢が必要で、そのあとで患者さんが安心するような声かけが求められます。

　幻覚の人間を介護者が追い払う演技をすることで安心するケースもあります。壁のシミや室内の飾りが顔などに見えることもあり、それらを取り除くことで症状が解消することもあります。

　睡眠中に夢を見てうわごとを言ったり暴れたりするケースもあります。急に起こすと夢と現実をそのまま混同してしまうこともありますから、明かりをつけて自然に起こしてあげるようにします。

　また便秘や食後の「低血圧」などの自立神経の障害のみならず、転倒にも注意しなければなりません。

　判断がむずかしいこともあり、初期はうつ病と対応されることもあることを、再度強調しておきます。

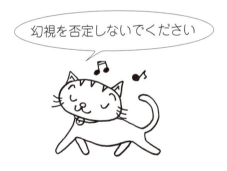

幻視を否定しないでください

ポイント確認テスト3―③
アルツハイマー病のケアでは、「　①　」の低下に悩む患者さんの不安を取り除くこと、「　②　」を改善し、周りの援助の下で「　③　」や「　④　」を続けることが大切。

第3章 認知症の効果的なケア

⑤前頭側頭型認知症のケアの基本

ポイント
▶患者さんの「こだわり」に配慮し、意欲をうまく利用する
▶専門家のケアを受けるプログラムを組み立てる

　前頭側頭型認知症のもっとも特徴的な症状は、「わが道を行く」行動をとることです。これは前頭葉がつかさどる理性的な意識の働きが、脳の障害によって妨げられてしまうために起こり、本人は気がついていません。

　たとえばお菓子が食べたくなるとお店のお菓子を勝手にとって食べて捕まってしまったりします。周囲への配慮もなくなります。家族のケアには困難が伴いますから、デイケアや専門の施設で作業療法士など専門家のケアを受けるプログラムを取り入れることが必要です。

▼常同行動への対応 （同じスタッフ、同じ場所）

　前頭側頭型認知症の特徴のひとつとして、同じことを繰り返す常同行動があります。同じ時間に起きて、同じ道を通って帰ってきたり、手をたたくことをくり返すなどがみられます。

　常同行動を無理に止めさせようとすると患者さんが興奮して暴れたり、反対に意欲を失って何もしなくなったりして、病状の進

3—③答え　①認知機能　②生活のリズム　③家事　④仕事

行を早めてしまう結果になります。

常同行動をとる患者さんをよく観察してみると、何かやろうという意欲や手をたたいたときの音の面白さを楽しんでいるようなところがみられます。したがって、その気持ちをうまく利用して、決まった時間に作業をさせたり、楽器を持たせて遊ばせるなど、他の行動にすりかえてケアのしやすい状態にもっていくことが前頭側頭型認知症の患者さんのケアのポイントになります。また、自分の使うものや座る場所などにこだわることがあります。いつも使う道具を他の人が使っていたり、いつも座る椅子に他の人が座っていると暴力を振るうこともありますので、患者さんの使うものや場所、椅子などを確保しておくという配慮も必要です。

この病気の患者さんは、周囲から見れば自分勝手な行動をとっているように見えます。しかし、それを妨げることなく他の行動に誘導します。影響されやすさを逆に利用していくことが大切です。

▼薬物療法

抗うつ剤の一種であるSSRIの投与が前頭側頭型認知症に効果がある場合もあります。前頭側頭型認知症は脳内の神経伝達物質であるセロトニンの減少により起こると考えられ、SSRIはセロトニンを増加させる働きがあります。しかし、オールマイティなものではありません。メマンチン塩酸塩（商品名：メマリー）が気持ちをおさえきれない脱抑制に効果があるという意見もあります。

「こだわり」を
うまく利用します

ポイント確認テスト３—④
レビー小体型認知症のケアは、「　①　」全体を受け入れ、精神的な動揺を「　②　」ことが重要。幻視の内容を否定せず、親身になって「　③　」ことが必要となる。

⑥若年性認知症のケアの基本

ポイント
▶家族の負担軽減
▶患者さんの精神的な苦痛を和らげる
▶本人会議や家族会を利用する

　若年性認知症のケアの場合は、他の認知症のケアとは異なる問題点があります。発症の年齢が40歳未満だと介護保険の対象とならず、デイケアなどは全額自己負担となります。また、若くしての発病ですから、家族への負担だけでなく、「自分がこんな病気に」という本人の精神的な苦痛などを和らげる援助が重要で、高齢者の場合よりも深刻だといえます。

▼ケアの体制づくりが遅れている

　若年性認知症は、20〜30歳代での発症がみられることもあり、近年、患者数は増加傾向にあります。対応する施設や専門的援助技術は少なく、介護保険でケアサービスが受けられたとしても、高齢者と一緒にケアを受けることになり、働き盛りの現役世代という意識をもっている患者さん本人がプログラムに拒否を示すということもみられます。

　40代、50代での発病は、働き盛りの一家の柱を失うことでもあります。患者さん本人へのケア体制の充実はもちろん、家族

3—④答え　①患者さん　②抑える　③話を聞く

への経済的社会的な影響などを含めた、早急な対応が望まれます。

▼患者さんと家族へのケア

若年性認知症は家族への影響も大きく、患者さん本人だけでなく、家族へのケアが必要な場合もあります。働き盛りでの発病の場合は経済的な負担も起こり、家族への精神的な負担は大きなものがあります。とくに子どもが親の病気をうまく理解できずに、中・高校生の多感な時期に、親の病症に拒否反応を示して不登校になったりするケースもみられます。介護疲れや生活の不安から、家族がうつ状態になる場合もあります。このため、患者さん本人だけでなく、家族のケアも重要な課題となっているのです。

▼本人会議や家族会の存在

若年性認知症に対してはまだ看護体制が整備されておらず、患者さん同士のつながりを作る本人会議や、同じ悩みをもつ家族会などの存在が注目されます。行政や医療現場に対して本人会議や家族会から要求を出したり、病気に関する情報交換を行なうなど、相互支援の場を広げる取り組みがあります。このような場を利用して、互いに助け合いながら患者さんを支えていくことも考えてください。

▼働く場の提供

若年性認知症の患者さんは、病気を受け入れることに強い抵抗を示すことが多く、とくに仕事を持っている場合にはその仕事を続けたいという意欲を持っています。そこで、できる限り長く患者さんが仕事を続けていけるような体制づくりが求められます。若年性認知症の患者さんにとって、専門医と家族や会社が協力して働く場を提供すること、例えば初期の場合、話し相手やボランティア的な面でケアやデイサービスと関わることなども、病状の進行を遅らせることにつながります。

ポイント確認テスト3—⑤
前頭側頭型認知症のケアでは、患者さんの「 ① 」に配慮し、意欲をうまく利用することが必要。デイケアや専門の施設で作業療法士など「 ② 」のケアを受けることが大切。

⑦認知症の告知と日常生活の対応

ポイント
▶認知症の告知は患者さんの性格や周囲の状況を考慮し、慎重に

近年、インフォームドコンセントの考えが医療の現場に浸透しています。患者さん本人に病名を告知する傾向も強くなっています。患者さんが自分の病気を知ることで、医師や家族などとともに病気に立ち向かうという趣旨から告知を行なう考え方です。しかし、患者さんの性格や周囲の状況など考慮すべき点も多くあります。認知症は根本的な治療法の研究が進められている途上にあり、告知には十分な慎重さが求められます。

認知症の告知でとくに問題となるのは、若年性認知症の患者さんです。家族にとっても非常に難しい問題だからです。

▼十分な準備と信頼関係

認知症の本人告知を行なう場合、診断の結果を一方的に告げるのは控えます。家族はもちろん、会社や周囲の人たちにも相談して、治療方針を検討する態勢をつくることが大切です。治療方針に告知が必要か見極めます。そのためには、医師と患者さん、家族、周囲の人たちとの信頼関係が築かれていることが重要となり

3―⑤答え　①こだわり　②専門家

ます。患者さんの健康状態や精神の状況、社会・経済な状況、家族の意向、周囲の状況など、できる限りの情報を集めながら、家族などとの話し合いを重ねて、告知の時期を見極めるという細心の注意を払う必要があります。私の例では、告知したあと、元気がなくなり毎日の生活にも悪い影響を与えたこともあります。老人会の役員をやめて社会との関係がなくなり、急速に症状が悪化した例もあります。

▼日常生活の対応

　告知するにせよしないにせよ、認知症患者さんの日常生活ケアは非常に大切です。基本的な注意点をおさらいしましょう。

・患者さんの意思や行動を否定しない

　患者さんは社会常識から外れた行動や言動をとる場合があります。それを叱ったり否定したりすることは、患者さんの意欲を抑え、病状を進行させてしまいます。できないことを考えるのではなく、**できることに目を向けておくことが大切**です。

・健康状態に留意しメモする

　認知症の患者さんは自分の健康状態を把握できない場合が多く、周囲の人間が患者さんの健康状態を見守る必要があります。食欲や便の様子、睡眠、歯の状況など、細かな目配りが必要です。それをメモし、医師に生活をみてもらう資料にします。

・「自力」での活動を援助する

　服を着たりトイレに行ったり、散歩や作業など、できる限り自分でできるように介助することが認知症の進行を抑える基本です。手助けをしすぎると自分では何もしなくなり、かえって認知症が進んでしまうこともあります。根気をもって患者さん本人に行なわせることで脳に刺激が与えられ、病状の進行を遅らせることが期待できます。

ポイント確認テスト３—⑥
若年性認知症のケアでは、「　①　」の負担軽減だけでなく、患者さん本人の精神的な苦痛を和らげる取り組みも重要。本人会議や「　②　」の利用も考える。

第3章　認知症の効果的なケア

COLUMN　現場からのひとこと②
外来の斎藤瑞恵さん

身体介護の「落とし穴」になっているのは足の管理

　認知症の方へのケアはいろいろありますが、意外に落とし穴になるのが足のケアです。

　外来で足のケアを担当している看護師さんの説明をお聞きください。

　身体介護のことを書いてある本が多いのですが、見落としがちで、「落とし穴」とよんでもいいところは足の管理です。

　認知症になっても、いつまでも歩きたい、せめて最後までトイレには自分で行きたい、とみなさん願っているかと思います。

　そのためには足を大切に守りましょう。

　脳や心臓から一番遠い足は、血液の流れも、神経の伝達も悪くなりがちです。しかも身体全部を支え続けているので、足指が曲がる、タコができる、爪の形まで想像しなかった形になることも多いのです。

　まずは、日ごろ自分でできることをお話しします。

① 一日一回洗いましょう

　石鹸の泡で優しく洗いましょう。

②保湿クリームを塗りましょう

手のクリームでも大丈夫です。

③ 靴下は内側をよく見て買いましょう

素敵な模様の裏側には糸がわたっていることが多いのです。爪をひっかけて剝がれたりします。血流を止めないように、締め付けない口ゴムのゆるいものを履きましょう。

④靴は足に合ったものを履きましょう

選ぶポイントは、足指と足の爪が圧迫されないこと。中敷は足が前にずれないよう滑らない材質のもの。足首に近いところでしっかり押さえてくれるものです。

⑤爪切りが自分でできないときは、誰かに切ってもらいましょう

自分でできることは、ヤスリを週に一回かけること。こうすれば爪切りはいりません。深爪はしないように。

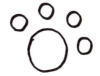

第4章　認知症治療の最前線

①認知症の治療薬にはどんなものがありますか？

ポイント
▶認知症の治療薬：アリセプト、レミニール、イクセロンパッチ、メマリーなど

　病気の発症原因に対して根本的治療を行なう薬（例えば感染症への抗生物質がその例となります）と、症状改善を目的とした対症的な薬があります（例えば風邪のウィルスそのものに対してでなく、熱さましの効果のある薬を使用する場合です）。アルツハイマー病への根本的な治療を行なう薬は残念ながらありません。ただし、研究は行なわれており、頭の中の異常アミロイドがたまらないようにしたり、出現しても消していくような薬が研究されています（免疫的方法等）。

　神経と神経の間にはシナプスという狭いすきまがありますが、そこを物質が情報をつないでいます（実際はいろいろありますが、神経伝達物質と呼ばれ、特にアルツハイマー病では、この物質のひとつであるアセチルコリンが少なくなっています）。

　そこで治療にはアセチルコリンを多くしてやればよい、ということになります。しかし、このアセチルコリンをこわす酵素があります。この酵素の働きをおさえるアセチルコリン酵素阻害薬が、

3―⑥答え　①家族（介護者）　②家族会

わが国の臨床では使用されてきました。それはドネペジルです。

　その他ガランタミン臭化水素酸塩とリバスチグミンが使用できます。また興奮性の神経伝達物質であるグルタミン酸による神経障害を防ぐメマンチン塩酸塩も使用できるようになり、認知症（特にアルツハイマー病）に使用される薬は増えてきました。さらに、レビー小体型認知症にもドネペジルが使用できるようになりました。

▼認知症の治療薬

　これまでに使われてきた認知症の主な治療薬にはドネペジル塩酸塩（商品名：アリセプト、また後発品もあります）があります。軽度から高度まですべての段階で使用できますが、専門医の指示に従うことが大切です。

・ガランタミン臭化水素酸塩（商品名：レミニール）

　軽度および中等度アルツハイマー病の進行を抑制する薬で、脳内の神経伝達物質であるアセチルコリンの減少を抑えるとともに、情報伝達を促進します。

・リバスチグミン（商品名：イクセロンパッチなど）

　軽度および中等度アルツハイマー病の進行を抑制する薬で、脳内の神経伝達物質であるアセチルコリンの減少を抑える働きがあります。吸収が早く、排せつも早い特徴がありますが、消化器症状も強いので、貼り薬として使用します。

・メマンチン塩酸塩（商品名：メマリー）

　中等度および高度アルツハイマー病の進行を抑制する薬剤です。アルツハイマー病では、脳内の神経伝達物質の一種であるグルタミン酸が過剰になり、記憶障害や興奮を引き起こしますが、このグルタミン酸の神経障害を防ぐ働きがあります。ドネペジルと併用する場合もあります。

ポイント確認テスト３―⑦
認知症の告知は「　①　」や周囲の状況を考慮し、慎重に行なう。

第4章　認知症治療の最前線

②認知症の治療薬・続き

ポイント
▶のみやすいゼリー剤は推薦できる、朝1回の服用
▶服薬の工夫

　認知症の薬は、その種類の違いだけでなく、形態にもいろいろ違いがあり、錠剤や湿布のように使用するものがあります。
　最近、薬は飲みやすくしたものが多くなってきていますが、介護者からみれば服用させるのは簡単ではありません。また、湿布剤のようなものは飲ませる苦労はありませんが、人によっては皮膚のかぶれが気になる人もいます。

▼飲みやすいゼリー状の薬

　私がおすすめするのは、アリセプトのゼリーです。理由は2つあります。

①ゼリーの容器が大きいので、患者本人がのんだという記憶に残り、また残薬（飲み残し）の確認ができます。ただ、ゼリー容器のフタがはがしにくいという方もおられます。

②薬を1種類だけ、という方はほとんどおりません。なんらかのほかの薬を飲んでおられ、多くは朝晩2回になりましたが、まだまだ数多くの薬を飲んでおられます。1回3錠以上の方が少

3—⑦答え　①患者さんの性格

なくありません。

　このゼリーをスプーンにとり、その上に他の薬をのせて飲んでいただくと、大変飲みやすいと好評です。ただしアリセプトゼリーは朝1回の服用なので、夜は今までのように、工夫が必要です。

▼服薬の注意点

　なるべく薬は少なく、1日1回とするようにすることは医師との調整が必要です。まちがって飲むことがないよう、薬の確認が必要です。後発品に変えることや、調製の都合で薬が変わることのないようご注意ください。違う薬を飲むと言って混乱される人もいます。

　アルツハイマー病の方は、糖尿病合併の方が少なくありません。高血糖となったり低血糖にならないよう、よく医師や薬剤師とご相談ください。特に薬の管理は重要です。

　薬は間違えて飲まないよう毎日分けてあげるとか、1週間分をカレンダーにはってはがして飲んだりすることも必要です。また、小さなお子さんが飲んでしまうことがないよう保管にご注意ください。

▼病院に行く習慣を

　現在の薬は原因治療薬ではありません。薬だけを家族が取りに行くことは、すべきではありません。症状の変化、副作用を含め、必ず受診するようにしてください。

　病院へ行きたがらない方もおられます。帰りにおいしいものでも食べることも病院へ行く動機になります。

ポイント確認テスト4―①
認知症の治療薬には、「　①　」、「　②　」、イクセロンパッチ、メマリーなどがある。

第4章　認知症治療の最前線

③認知症によい食物やサプリメントはありますか？

ポイント
▶人それぞれなので、注意が必要
▶赤、緑、黄色の食品を

　特に何を食べれば認知症によいというものはありません。試験管の中での研究やネズミの実験データは参考にはなりますが、直ちに人間に応用できるものではありません。

　量的な点や副作用の点から考えなければなりません。また人はそれぞれ感受性が異なるので、より注意が必要です。10数年前にフランスのある研究所を訪ねた時、研究者が食品、ビタミン剤などの認知症への効果を調べていましたが、今まで言われていることの追試（再度研究、検討しなおすこと）をやったが、よい結果が出ないとボヤいておりました。

　こうした状況の下で、患者さんの家族がなんとかならないかと食べさせている食品やサプリメントについて、悩むところです。

　通常は以下のようにご説明しています。そのひとつは、実際に効いているかどうか不明だが、気持ち的に良いと思えるもので、害がなさそうであれば、与えてもいいのではないか。ただし、非常に高価になるものは要注意です。あまり無理しないようにと言

4―①答え　①アリセプト　②レミニール

う場合もあります。

▼バラエティに富んだ食品を

食品について言えば、外来で信号の色に例えていろいろ食べることをすすめています。

赤はトマト、緑はブロッコリー、黄色はカレーです。カレーは毎日でもいいという人もおりますが、インドではアルツハイマー症が少ないことや、実験でアミロイドのたまりにくいことがあげられますが、日本では毎日はどうでしょうか？

その他、白として、牛乳や豆腐をあげます。

また、高齢者はアルブミンが低い例があるので、玉子、肉、魚をすすめます。栄養不足で抵抗力が低下し肺炎になったりするのを防ぎます。また認知症の治療食といえばメタボリック症候群に対する知識、高血圧症に対する減塩食がポイントでしょう。

ここでちょっと変わったものをご紹介します。

それはサプリメント的なものですが、米ぬかの製品があります。アルツハイマー病の患者さんに使用して、よい報告が出ており、一部の医師も使用しております。

米ぬかのなかのフェルラ酸は、抗酸化作用が強く、脳内のアミロイドの凝集するのを阻害したり、神経毒を抑制します。

認知症を治療する先生にご相談されたらいかがでしょうか。ただし、このようなサプリメントにあまり興味をもたない医師もおられます。

第4章

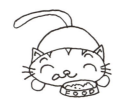

ポイント確認テスト4—②
アリセプトゼリーは「　①　」回の服用。

④芸術療法

ポイント
- 芸術療法（アートセラピー）は、創作活動を通して認知症を改善し、進行を遅らせようとする療法
- 身体的にも脳の活性化にも効果があり、空間把握機能の維持・改善も期待できる

　手や体を使うことは脳の活性化を維持することに効果を発揮します。絵画や粘土細工、陶芸、ダンスなどの創作活動を通して患者さんの認知症を改善し、進行を遅らせようとする療法が芸術療法（アートセラピー）です。1940年代のイギリスで身体に疾患のある画家が絵を描いたところ、心身ともに改善を見せたのが始まりとされ、その方法を認知症の患者さんに応用したものです。言葉ではうまく表現できない感情を表現することで、精神的な安定を得ることができます。また、多くの芸術療法は指先を使ったり、脳や体全体を使ったりしますから、身体的にも脳の活性化にも効果があります。認知症が進行すると空間の把握がうまくできなくなり、立体図が描けなくなりますが、絵画や彫刻によって空間把握機能の維持・改善が期待できます。

　一般に、芸術療法は心理療法の一つとして利用されています。患者さんが描く絵画や音楽への感想などを通して、患者さんの心を探る方法です。

4―②答え　①朝1

▼好きな分野を選択する

　芸術療法は、絵や粘土細工、陶芸、彫刻、写真、詩歌、心理劇、ダンスなど広い分野にわたります。患者さんにはいくつかを試してもらい、その中から自分の好きな分野を選択してもらいます。それにより集中力を高めるなど脳の活性化につながっていきます。創作行為そのものに意味がありますから、完成度などを気にする必要はありません。長く続けられることが大切です。上手ですねと言うより、良いですねとほめます。

▼仲間と一緒に行なうことも

　認知症の患者さんには抑うつなどの症状も現われ、他人とのコミュニケーションがとりにくくなり、引きこもりがちになります。常識が欠如して反社会的な行動をとることもあります。それらを改善するためにも、仲間でできる芸術活動は効果的です。次項で紹介する音楽療法のように皆で歌ったり、楽器を演奏することは他人の存在を意識し、また自分の存在を意識することにもなります。

　ただし、すでに述べたように自分のものや自分の場所などにこだわる認知症の症状もありますから、スタッフは椅子や絵の道具、楽器など、他の人が使わないようにする配慮も必要です。

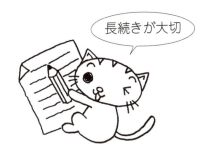

ポイント確認テスト４─③
認知症によい食べものは「　①　」「　②　」黄色のもの。

⑤音楽療法

ポイント
▶言葉によるコミュニケーションが難しくなった患者さんにも効果的な治療法。

　音楽療法は、介護施設などで最も一般的に行なわれている、脳を活性化するリハビリテーションです。言葉によるコミュニケーションが難しくなった認知症の患者さんにも効果的な療法として行なわれています。音楽を聴くだけではなく、演奏に参加することなども脳の活性化に効果があります。

▼曲の選び方にも工夫を

　音楽療法を取り入れる際、曲の選び方を工夫することでさらに効果をあげることができます。

　たとえば、患者さんの育った時代や音楽の好みを調べて、当時流行していた歌や好きな曲を聴かせることで、脳の活性化をより促すことが期待できます。記憶障害の患者さんが、子どものころの歌を聴いたとたんに歌いだし、表情が明るくなって皆と音楽療法を楽しみ、コミュニケーションがとれるようになったケースや記憶障害が改善されるケースも数多くあります。

　音楽はBGMとしても効果があり、作業に合わせて曲を流すこ

とで、単調な施設での生活の中でも気持ちに変化をつけることができます。ただし食事中は集中させる意味で、テレビは禁止です。

▼聴くことから参加へ

はじめは聴くだけだった患者さんでも、音楽を聴くことによって自然に身体で調子をとったり、手拍子を打つ様子がみられるようになります。簡単な楽器をもたせることで、音を出したりリズムを打ったりして音楽に興味を持ち、意欲を示し始める患者さんもいます。歌を歌うようになれば、なつかしい歌を合唱したり一緒に演奏したりすることでコミュニケーションがとれるようになり、生き生きとしてきます。

歌を歌うことは呼吸運動を活発にすることにもつながり、心肺機能を高める働きがあります。歌の中に出てくる場所や、動物、ものの名前、季節などから、記憶が改善されることもあります。

さらに、歌を歌ったり楽器を扱ったりするとおなかが減り、食事量が増えるケースが多くみられます。栄養状態がよくなって体力がつくと、落ち着きが出てリラックスしてくるという効果もあります。歌を歌ったり楽器を扱うことは、脳の活性化につながるのです。

▼施設での音楽療法

一般的な施設での音楽療法は、広間に患者さんが集まって行なわれます。音楽で入居者の反応や体の調子を把握し、プログラムを組み立てていきます。ストレッチなどの運動と組み合わせることも効果があり、これをくり返すことで習慣づけていきます。

音楽療法に適した楽器は、取り扱いが簡単で容易に音が出るカスタネットやトライアングル、パーカッション、タンバリン、マラカスや、バケツ、しゃもじなどの日用品でもかまいません。電子楽器の導入もよいでしょう。カラオケの導入も効果があります。

ポイント確認テスト4―④
芸術療法(「　①　」)は、「　②　」活動を通して認知症を改善し、進行を遅らせようとする療法。

⑥回想法

ポイント
▶回想法は昔のことを回想する心理療法
▶記憶障害や脳の活動の低下を抑える効果

　アメリカではカウンセリングなどが日常生活に定着し、ふつうの人たちも利用しています。回想法はそのアメリカで、1960年代初頭に精神科医ロバート・バトラーによって開発された心理療法です。高齢者から彼が生きてきた時代の歴史や思い出を聞き出すことが中心で、1対1で行なう個人回想法とグループで行なうグループ回想法に分けられます。

　認知症では、記憶障害や脳の活動の低下が起こっていますから、昔のことを回想することで、自分が誰なのかを確認したり、脳の活性化を促すことも期待できます。患者さんが自分の人生を見つめ直し、自尊心を回復するケースもあります。

▼共通の話題から記憶の糸がほぐれる

　施設などで行なわれる回想法はグループ回想法が一般的です。まず集まった患者さんに共通の話題を提供します。子どもの頃の遊びやお祭、お菓子、生活道具などから始めていきます。認知症は記憶障害を引き起こすので、新しいことを覚えるのは難しくな

4—④答え　①アートセラピー　②創作

りますが、古いことはよく覚えています。年をとると昔のことを繰り返し話すようになります。介護者は、あらかじめ当時の歴史や情報などを把握しておいてください。この方法は家庭でもできます。

・**歴史的出来事を話題にする**

　戦争体験はインパクトはありますが、マイナスの思い出もあります。ただしがんばったのだという確認にはなります。有名な事件や災害などがあればそれをあげ、その当時患者さんはどうしていたのか、どう思ったのかなどを聞き出していく方法もあります。当時の新聞記事や写真などを用意しておくとよいでしょう。

・**道具を使う**

　患者さんが住んでいた昔の町の写真や人気のあった俳優の写真、絵、昔はどこの家にもあった道具（五徳、火鉢など）、コマやおはじき・凧・人形などのおもちゃを見せて思い出話をさせるのも効果があります。昔の映画や、その当時を舞台にしたテレビや映画を見せるのも回想の助けになります。

・**同じ話を聞いてあげることが大切**

　患者さんは何度も思い出話を繰り返すことがあります。このとき、いやな顔をしたり「もう聞きましたよ」というような否定的な態度をとるのは禁物です。積極的に話を聞き出し、よい話し相手になってあげることを心がけます。回想法は聞き手の聞く技術も重要なポイントとなります。

・**記録をとる**

　患者さん一人一人の記録票をつくると便利です。名前や生年月日、何歳のときにどのような出来事（歴史的事件）があったのか、どんな話をしたのかなど、患者さんの簡単な個人史を作っておくと、話を聞き出すときに利用できます。ただし、個人情報の点から、家族に確認をとっておくことが必要です。

ポイント確認テスト４―⑤
音楽療法は、「　①　」によるコミュニケーションが難しくなった患者さんにも効果的。

⑦認知症介護の基本

ポイント
▶患者さんの生活環境などをできるだけ変えないこと
▶笑顔で楽しく生活できる環境をつくり、患者さんを注意深く観察する

　認知症の場合、家族による介護には限界があるといえます。認知症の進行や症状によって専門家による適切な医療や介護のサポートを受けることが、介護を続けていくために大切です。

　けれども、認知症の患者さんの場合、専門家の介護を受け始めて症状が悪化したというケースもみられます。介護を拒否したり、暴力を振るようになったり、徘徊が起こったりするケースもあります。これは、患者さんの認知能力が低下したことで、環境の変化についていけなくなったからだと考えられています。

　したがって、認知症の介護では、できるだけ環境を変えない工夫が必要となります。訪問介護や施設のヘルパーさんが変わると、新しいヘルパーさんが物を盗ったという物盗られ妄想が起こることもあります。そのような場合も、患者さんの言うことを否定したり叱ったりせずに、患者さんを受け入れる態度が必要です。

　認知症は、病気によって症状が異なる側面もありますが、介護の基本として次のようなことがあげられます。

▼笑顔で楽しく

患者さんは自分がいやなことには敏感です。食事や散歩に誘っても、介護者が無表情だったりいやな顔を見せると、敏感に感じ取って介護を拒否するようになります。笑顔で接し、患者さんが楽しく生活できる環境を心がけます。

▼自尊心を傷つけない

認知症になっても患者さんはプライドを持っています。物忘れをしたり失敗をしても、それを自覚してイライラしたり不安感を持っている患者さんも多くいます。失敗を叱ったり半人前に扱うと、自分の殻に閉じこもってしまい、症状が悪化するケースもあります。患者さんの自尊心を傷つけず、一人の人間として敬意をもって接することが大切です。

▼ひとりで悩まず、周りの人、専門家の意見を聞く

症状によって身近な家族が介護を行なうより、専門家による介護を受け、症状の改善がみられてから家族の介護に戻るほうがよい場合が多くあります。意欲の低下がみられる際の活動の維持、嚥下障害に対する訓練、深夜の徘徊を抑えるために生活時間を組み立てなおす時期、常同行動を改善していくための働きかけを行う時期など、専門家の力が大きく発揮されるときです。

▼患者さんの健康に注意する

患者さんは自分の体調の不調を訴えることができません。精神的な変調も体の不調が原因で起こる場合もあります。患者さんを注意深く観察して体調の不良を見つけ、気を配ることが重要です。また、認知症の患者さんは、トイレに行きたいのに手助けを頼めず、もらしてしまうこともあります。すると、その失敗で自尊心が傷つき症状が悪化してしまうこともあるのです。患者さんが望んでいることに注意する心がけも必要です。

ポイント確認テスト4―⑥
回想法は昔のことを回想する「　①　」療法。

第4章　認知症治療の最前線

COLUMN ③　ケアについて

家族の方に
病気を説明する際の注意は

　家族の方に病気を説明する際、病気の程度を図示することがあります（図1）。

　病気を「山」にたとえます。「ふもと」のレベルでは、様子をみていくことになります。「ふもと」が長いのが特徴です。すぐ病気が軽いとか重症と言わず、「山」にたとえると経過が大事であるということが、そこはかとなく伝わるでしょう。

　次に示す図2は、認知症の方の初期の気持ちの流れを示したものです。

　この図を示して、このような状態であると説明すると、家人も患者さんはこんな状態だということが理解できます。ケアにともなうストレスが減るように思います。

　特に今までと違う状態なので、理解できないのはご本人ではなく、ご家族のほうかもしれません。

4—⑥答え　①心理

図1

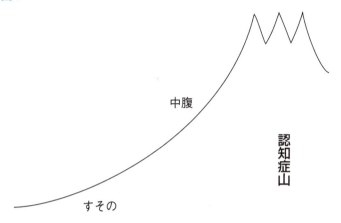

図2

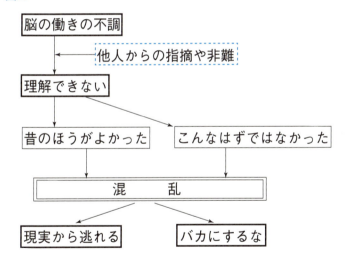

執筆者紹介

髙野喜久雄
医学博士、高齢者医療と認知症治療の実践者
順天堂大学医学部卒業
日本リハビリテーション医学会　専門医
日本糖尿病学会　専門医
医療法人社団誠馨会　総泉病院　ウェルエイジングセンター長
著書に『ホームヘルパーハンドブック』(新星出版社) などがある

黒田真喜
順天堂大学大学院医学研究科　精神医学専攻　卒業
医学博士　社会福祉士
現在、順天堂大学医学部附属順天堂医院　メンタルクリニックにて若年性認知症診療の助手を務める

装丁………佐々木正見　DTOP制作……勝澤節子
協力……赤池慎一

※本書の内容についてのお問い合わせは、封書、はがき、FAX、Eメールでお願いします (電話はご遠慮ください)。

改訂版【すぐわかるセミナー形式】
認知症　正しい知識と最新治療・効果的なケア

発行日● 2012年12月31日　初版
　　　　2016年11月30日　改訂版第1刷

著者
髙野喜久雄　黒田真喜

発行者
杉山尚次

発行所
株式会社 言視舎
東京都千代田区富士見 2-2-2　〒102-0071
電話 03-3234-5997　FAX 03-3234-5957
http://www.s-pn.jp/

印刷・製本
㈱厚徳社

© 2016, Printed in Japan
ISBN978-4-86565-068-6 C0047